Schematherapie

Fortschritte der Psychotherapie
Band 53

Schematherapie

PD Dr. Gitta Jacob, Prof. Dr. Arnoud Arntz

Gitta Jacob
Arnoud Arntz

Schematherapie

2., aktualisierte Auflage

hogrefe

PD Dr. Gitta Jacob, geb. 1973. 1994–1999 Studium der Psychologie in Würzburg und Freiburg. 2001 Promotion. 2002–2010 klinische und wissenschaftliche Tätigkeit an der Abteilung Psychiatrie und Psychotherapie des Universitätsklinikums Freiburg. 2003 Approbation zur Psychologischen Psychotherapeutin (Verhaltenstherapie). 2010–2013 wissenschaftliche Mitarbeiterin in der Abteilung Klinische Psychologie und Psychotherapie an der Universität Freiburg. 2012 Habilitation. Seit 2013 leitende Psychotherapeutin bei der GAIA AG Hamburg. Supervisorin für Verhaltenstherapie, zertifizierte Schematherapeutin.

Prof. Dr. Arnoud Arntz, geb. 1956. 1975–1985 Studium der Physik, Mathematik und Psychologie in Groningen (NL). 1991 Promotion. Approbation als Psychotherapeut. 1999–2014 Professor für Clinical Psychology and Experimental Psychopathology sowie von 2001–2014 Scientific Director des Research Center of Experimental Psychopathology an der Universität Maastricht (NL). Seit 2014 Professor für Clinical Psychology an der Universität Amsterdam (NL).

Bibliografische Information der Deutschen Nationalbibliothek
Die Deutsche Nationalbibliothek verzeichnet diese Publikation in der Deutschen Nationalbibliografie; detaillierte bibliografische Daten sind im Internet über http://dnb.dnb.de abrufbar.

Hogrefe Verlag GmbH & Co. KG
Merkelstraße 3
37085 Göttingen
Deutschland
Tel. +49 551 999 50 0
Fax +49 551 999 50 111
info@hogrefe.de
www.hogrefe.de

Satz: Sina-Franziska Mollenhauer, Hogrefe Verlag GmbH & Co. KG, Göttingen
Druck: mediaprint solutions GmbH, Paderborn
Printed in Germany
Auf säurefreiem Papier gedruckt

2., aktualisierte Auflage 2022

(E-Book-ISBN [PDF] 978-3-8409-3125-3; E-Book-ISBN [EPUB] 978-3-8444-3125-4)
ISBN 978-3-8017-3125-0
https://doi.org/10.1026/03125-000

Inhaltsverzeichnis

Vorwort und Danksagung

Die Schematherapie ist eine Weiterentwicklung der kognitiven Verhaltenstherapie (KVT) für Patienten mit Persönlichkeitsstörungen oder anderen chronischen psychischen Problemen. Unter den zahlreichen aktuellen integrativen psychotherapeutischen Methoden hat sie einen relativ hohen Stellenwert, da in den vergangenen Jahren in mehreren Studien eine sehr gute Wirksamkeit bei verschiedenen Persönlichkeitsstörungen gezeigt werden konnte. Uns ist gerade diese empirische Fundierung und empiriegeleitete Weiterentwicklung der Schematherapie ein großes Anliegen.

In diesem Buch wird das schematherapeutische Vorgehen so dargestellt, wie es in den bisherigen Wirksamkeitsstudien, die in Kapitel 5.2 dargestellt sind, eingesetzt wurde. Zentrale Konzepte sind dabei die konsequente Arbeit mit Schemamodi, die Realisierung einer unterstützenden Therapiebeziehung mit Nachbeelterung sowie der Einsatz emotionsfokussierender Techniken. Gerade der letzte Punkt sollte nicht unterschätzt werden, daher liegt hier ein großer Schwerpunkt im vorliegenden Band.

Die Arbeiten zu diesem Buch wurden gefördert durch den Europäischen Sozialfonds sowie durch das Ministerium für Wissenschaft, Forschung und Kunst Baden-Württemberg mit einem Stipendium an Gitta Jacob und unterstützt durch eine Förderung des Netherlands Institute for Advanced Study in the Humanities and Social Sciences (NIAS) an Arnoud Arntz. Wir danken Jeffrey Young, dem Entwickler der Schematherapie, für alles, was wir von ihm lernen durften, sowie weiteren wichtigen Schematherapeuten, die uns sehr beeinflusst und zu den beschriebenen Konzepten beigetragen haben, insbesondere Joan Farrell, Ida Shaw, Hannie van Genderen und David Bernstein. Wir danken unseren Kolleginnen und Kollegen, die mit uns in der Anwendung und Weiterentwicklung der Schematherapie zusammenarbeiten und – last but not least – unseren Patientinnen und Patienten, die zur Entwicklung der in diesem Buch beschriebenen Techniken und Vorgehensweisen entscheidend beigetragen haben und deren Rückmeldungen für uns sehr wertvoll waren und sind.

Freiburg und Amsterdam,
April 2022

Gitta Jacob und
Arnoud Arntz

1 Einführung in die Schematherapie

Ein integrativer Therapieansatz

Die Schematherapie ist eine Weiterentwicklung der kognitiven Verhaltenstherapie (KVT) für Patienten mit Persönlichkeitsstörungen oder anderen chronischen psychischen Problemen, die zunächst von Jeffrey Young (New York) beschrieben und von der Arbeitsgruppe von Arnoud Arntz (Maastricht und Amsterdam) insbesondere zum Einsatz in störungsspezifischen Therapiestudien weiterentwickelt und empirisch untersucht wurde. Sie trifft insbesondere unter Verhaltenstherapeuten in den vergangenen Jahren auf hohes Interesse, da sie ein strukturiertes und zielorientiertes KVT-Vorgehen mit Konzepten anderer Therapieschulen verknüpft. Aus der Tiefenpsychologie wird ein Fokus auf problematische Muster anstelle auf spezifische Symptome übernommen, und großer Wert darauf gelegt, die biografische Entstehung dieser Muster zu thematisieren und in die Behandlung einzubeziehen. Die Fallkonzeptualisierung mit den sogenannten Schemamodi weist enge Bezüge zur Transaktionsanalyse und ähnlichen „Teile-Ansätzen" wie die Ego-State-Therapy oder die Arbeit mit dem „inneren Team" (Übersicht in Hesse, 2009) auf. Viele der eingesetzten emotionsfokussierenden Methoden sowie das handlungsleitende Konzept der Bedürfnisorientierung haben eine lange Tradition in den erfahrungsorientierten und humanistischen Therapien wie der Gestalttherapie oder der Gesprächspsychotherapie.

Elemente der Schematherapie

- *KVT:* Zielorientierung, Transparenz, gemeinsam erarbeitetes Fallkonzept, KVT-Techniken
- *Tiefenpsychologie:* Analyse übergreifender Muster, Betonung der Biografie und der Bedeutung früher Beziehungen mit Elternfiguren für die Entwicklung von Schemata und Bewältigungsmustern
- *Humanistische und erfahrungsorientierte Verfahren:* Bedürfnisorientierung, Einsatz emotionsfokussierender Methoden wie Stuhldialoge oder imaginative Verfahren
- *Transaktionsanalyse, „Teile-Ansätze":* Fallkonzept mit Schemamodi, „Innere-Kind"-Arbeit
- *Bindungstheorie:* Betonung der zentralen Bedeutung gesunden Bindungserlebens und der langfristigen Folgen unsicherer Bindungserfahrungen in der frühen Kindheit

In einer schematherapeutischen Behandlung werden die Symptomatik und die problematischen interpersonellen Muster des Patienten sowie deren biografischer Hintergrund zunächst in einem sogenannten Moduskonzept zusammengefasst. Dabei wird davon ausgegangen, dass intensive negative Gefühle (dysfunktionale Kindmodi) und Selbstabwertung oder übertriebener Perfektionismus (dysfunktionale Elternmodi) im Kern der Problematik stehen, die vom Patienten bewältigt werden mit Vermeidung, Überkompensation oder die Unterwerfung unter die Vorstellungen anderer (dysfunktionale Bewältigungsmodi). In der Therapie wird jedes Problem oder Symptom zunächst anhand der emotionalen Qualität und Funktionalität dem jeweils passenden Schemamodus zugeordnet. In der Behandlung werden dann jeweils kognitive, behaviorale und emotionsfokussierte Techniken eingesetzt, um Bewältigungsmodi zu reduzieren, dysfunktionale Elternmodi zu schwächen und dysfunktionale Kindmodi zu „heilen".

Schwerpunkt auf imaginativen Techniken und Nachbeeltern

Ein Schwerpunkt liegt auf der „Inneren-Kind"-Arbeit mit imaginativen Verfahren, insbesondere imaginativem Überschreiben. Eine zentrale Rolle spielt zudem die Beziehungsgestaltung mit „limited reparenting", also „begrenztem Nachbeeltern", die es der Patientin ermöglichen soll, innerhalb der Therapiebeziehung problematisches Bindungserleben gewissermaßen zu „überlernen".

2 Theorie und Störungsmodell

2.1 Kernkonzepte

Die zentralen Konzepte dieser Interventionsmethode sind die maladaptiven Schemata sowie die daraus abgeleiteten Schemamodi. Da sich in der Arbeit mit persönlichkeitsgestörten Patienten und insbesondere in den Wirksamkeitsstudien der Ansatz der Schemamodi weitgehend durchgesetzt hat, liegt der Schwerpunkt hier darauf, während die ursprünglichen Schemata nur kurz dargestellt werden.

2.1.1 Maladaptive Schemata

Ein Schema ist grundsätzlich eine organisierte Wissensstruktur, die sich in bestimmten Verhaltensweisen, Gefühlen und Gedanken offenbart (Jacob & Arntz, 2011). Es kann nicht direkt gemessen, jedoch durch Analyse der Lebensgeschichte der Patientin sowie durch eine Beobachtung der Strategien, welche sie im Umgang mit ihren Talenten und ihrem Temperament verwendet, erfasst werden. Gesunde Schemata entstehen, wenn die Grundbedürfnisse von Kindern erfüllt werden. Dies erlaubt Kindern, ein positives Bild über andere Personen, sich selbst und die Welt als Ganzes zu entwickeln.

Maladaptive Schemata sind in der Schematherapie entsprechend breit definiert als alles beeinflussende Lebensthemen, die sowohl Emotionen, Einstellungen, Gedanken, Erinnerungen und Wahrnehmungen als auch Verhaltensweisen und interpersonelle Beziehungsmuster beinhalten. Es wird davon ausgegangen, dass maladaptive Schemata in der Kindheit und Jugend – in Wechselwirkung mit dem Temperament des Kindes – entstehen, wenn grundsätzliche Bedürfnisse des Kindes nicht erfüllt wurden. Young, Klosko und Weishaar (2008) definieren eine Liste von Bedürfnissen, deren Erfüllung als zentral angesehen wird. Bezüge zum Psychotherapiemodell von Grawe (2004) sind hier zwar naheliegend, wurden von Young et al. (2008), die ihre Überlegungen zu Bedürfnissen vor allem auf klinische Erfahrungen stützen, jedoch nicht hergestellt.

Bedürfnisfrustration bedingt dysfunktionale Schemata

Kindliche Bedürfnisse, bei deren Nichterfüllung dysfunktionale Schemata entstehen

- Sicherheit und Bindung
- Selbstachtung und Wertschätzung durch andere
- Autonomie
- Freiheit, eigene Bedürfnisse und Gefühle zu erleben und mitzuteilen
- Spontaneität und Spiel
- Realistische Grenzen und Selbstkontrolle

Young et al. (2008) definierten auf der Grundlage klinischer Beobachtungen 18 verschiedene Schemata, die sie in fünf inhaltlich ähnliche „Domänen" untergliederten (vgl. Tabelle 1).

Schemata und Bewältigungsmechanismen

Wenn ein maladaptives Schema ausgelöst wird, entstehen in der Regel starke negative Emotionen, die für die Betroffenen sehr problematisch sind, beispielsweise Bedrohung und Hilflosigkeit beim Schema Missbrauch, oder Einsamkeit beim Schema Verlassenheit. Young et al. (2008) beschreiben drei grundlegende Bewältigungsmechanismen, die auftreten können, wenn ein Schema aktiviert wird.

Bewältigungsmechanismen

- *Schemavermeidung:* Die Person vermeidet Gefühle, die mit dem Schema im Zusammenhang stehen, z. B. durch soziale Vermeidung, Dissoziation oder Gebrauch von Diazepinen oder anderen beruhigenden Sub-

Tabelle 1: Schemata und Schemadomänen nach Young et al. (2008)

Schemata und Schemadomänen

Schemadomänen	Bedürfnisse	Schemata
Abgetrenntheit und Ablehnung	Sichere Bindung, Akzeptanz, Versorgung	• Verlassenheit/Instabilität • Misstrauen/Missbrauch • Emotionale Entbehrung • Unzulänglichkeit/Scham • Soziale Isolierung/Entfremdung
Beeinträchtigung von Autonomie und Leistung	Autonomie, Kompetenz, Identitätsgefühl	• Abhängigkeit/Inkompetenz • Anfälligkeit für Schädigungen und Krankheiten • Verstrickung/Unentwickeltes Selbst • Unzulänglichkeit/Versagen
Beeinträchtigung im Umgang mit Begrenzungen	Realistische Grenzen und Selbstkontrolle	• Anspruchshaltung/Grandiosität • Unzureichende Selbstkontrolle/ Selbstdisziplin
Fremdbezogenheit	Freiheit im Ausdruck von Bedürfnissen und Emotionen	• Unterwerfung • Selbstaufopferung • Streben nach Zustimmung und Anerkennung
Übertriebene Wachsamkeit und Gehemmtheit	Spontaneität und Spiel	• Negativität/Pessimismus • Emotionale Gehemmtheit • Überhöhte Standards/ Übertrieben kritische Haltung • Strafneigung

stanzen. *Beispiel:* Eine Person mit dem Schema Missbrauch fühlt sich leicht bedroht, wenn sie mit unbekannten Menschen in Kontakt treten muss. Sie besucht deshalb z. B. keine Partys; wenn sie es nicht vermeiden kann, trinkt sie in solchen Situationen Alkohol, um sich zu beruhigen.

- *Unterwerfung:* Die Person unterwirft sich anderen Menschen in einer Weise, als gäbe es ohnehin keine Alternative zu diesem Schema. *Beispiel:* Eine Frau mit dem Schema Missbrauch geht immer wieder Beziehungen zu aggressiven Männern ein, von denen sie sich missbrauchen lässt. Sie hat das Gefühl, dass es für sie im Leben keine Alternativen gibt.
- *Überkompensation:* Die Person verhält sich, als sei das Gegenteil des Schemas zutreffend. Sie tritt beispielsweise aggressiv, übermäßig selbstbewusst oder sehr kontrollierend auf, wenn sie sich eigentlich hilflos oder bedroht fühlt. *Beispiel:* Eine Person mit einem Missbrauchsschema neigt dazu, anderen Menschen sehr aggressiv zu begegnen, weil sie sich

von diesen unangemessen bedroht fühlt und mit aggressivem Auftreten einem Angriff vermeintlich vorbeugen kann.

Aus der Zahl von 18 Schemata und drei Bewältigungsmechanismen ergibt sich eine Fülle möglicher Schema-„Operationen", die oft schwer voneinander abgrenzbar sind. Zudem stellen sich die Fallkonzeptualisierung und das Verständnis problematischer Situationen sehr komplex dar, wenn eine Person mehrere Schemata in hoher Ausprägung aufweist, was gerade bei Patientinnen und Patienten mit Persönlichkeitsstörungen eher die Regel als die Ausnahme darstellt. Dies führt einerseits potenziell zu Verwirrung, andererseits erleben sich die Betroffenen meist als vollkommen insuffizient, wenn sie eine hohe Ausprägung von nahezu allen möglichen Schemata erleben. Dies hat zur Entwicklung des Schemamodus-Ansatzes geführt, in dem schemabezogene Zustände anhand ihrer zentralen affektiven Qualität zusammengefasst (geclustert) werden. Dadurch können verschiedene Schemata gemeinsam bzw. mit dem jeweils dominanten Affektzustand (z. B. Schemavermeidung) bearbeitet werden, ohne dass notwendigerweise alle beteiligten Schemata expliziert werden. Neben der geringeren Komplexität hat das Modusmodell den Vorteil, dass sich aus der Einordnung der Problematik in das Modell die Behandlungsstrategien klarer ableiten lassen als beim Schemamodell.

2.1.2 Schemamodl

Als Schemamodi werden die verschiedenen Zustände („states") bezeichnet, die im Zusammenhang mit maladaptiven Schemata („traits") auftreten können. Das Schemamodus-Konzept umfasst sowohl einen störungsübergreifenden als auch einen störungsspezifischen Ansatz.

Vier übergeordnete Modus-Kategorien

Im *störungsübergreifenden Ansatz* werden vier verschiedene Modus-Kategorien definiert: (1) Maladaptive Kindmodi, die durch intensive (übermäßige) negative Gefühle gekennzeichnet sind; (2) dysfunktionale Elternmodi, die assoziiert sind mit Selbsthass und Druck auf sich selbst; (3) dysfunktionale Bewältigungsmodi, die unterteilt werden anhand der oben genannten Bewältigungsstrategien Vermeidung, Unterwerfung und Überkompensation sowie (4) die funktionalen Modi des gesunden Erwachsenen und des glücklichen Kindes (vgl. Tabelle 2 auf S. 8).

Maladaptive Kindmodi

Maladaptive Kindmodi treten dann auf, wenn der Patient intensive, negative, belastende oder überwältigende Gefühle erlebt, die der aktuellen Situation objektiv betrachtet nicht angemessen sind. Dies können im Fall der „vulnerablen Kindmodi" etwa Angst, Verzweiflung, Hoffnungslosigkeit, Einsamkeit, Verlorenheit oder das Gefühl existenzieller Bedrohung sein. Auch Zorn, Ärger oder (ohnmächtige) Wut gehören zu solchen Emotionen, ebenso wie Trotz, ein Mangel an Disziplin oder Impulsivität; dann wird von ärgerlichen und/

oder impulsiven Kindmodi gesprochen. Typischerweise geben Patienten auch an, dass sie sich wie ein Kind fühlen (häufig sogar mit recht spezifischer Altersangabe), wenn ein Kindmodus aktiviert ist. Kindmodi werden in der Regel anhand des im Vordergrund stehenden Gefühls benannt, z. B. „die traurige kleine Maria“, „der wütende Thomas“.

Beachte

Um festzustellen, ob ein Kindmodus vorliegt, kann der Patient nach seinem „gefühlten Alter“ in diesem Modus befragt werden. In der Regel werden kindliche Altersangaben gemacht.

Dysfunktionale Elternmodi

Dysfunktionale Elternmodi sind ebenfalls von starken negativen Gefühlen gekennzeichnet, allerdings setzen sich Patienten in diesen Modi eher unter Druck, erleben Selbsthass oder Selbstvorwürfe oder stellen sehr extreme und übertriebene Anforderungen an sich selbst. Es wird davon ausgegangen, dass diese Modi durch soziale Rückmeldung entstanden sind, die die Patienten durch Eltern oder andere wichtige Bezugspersonen in ihrer Kindheit und Jugend erhalten haben. Dabei wird von *strafenden Elternmodi* gesprochen, wenn das Erleben geprägt ist von Selbsthass und Selbstbestrafung (z. B. „Ich bin der letzte Dreck“; „Ich bin überhaupt nicht liebenswert, keiner kann mich leiden“). Solche Elternmodi entstehen oft durch das Erleben von emotionalem, physischem oder sexuellem Missbrauch. Eine subtile Form des strafenden Elternmodus kann entstehen, wenn die Strafe nicht anhand oder begleitet von expliziten verbalen Botschaften ausgedrückt wird, z. B. wenn eine Mutter tagelang nicht zu ihrem Kind spricht, um es zu bestrafen. Solche schuldinduzierenden elterlichen Verhaltensweisen können als strafender Elternmodus internalisiert werden. Allerdings ist das innere Selbstgespräch in solchen Fällen keine direkte Wiedergabe elterlicher Aussagen, sondern es sind Schlussfolgerungen des Kindes aus den elterlichen Strafen. Andererseits können sich Strafen auf Fürsorge in Beziehungen beziehen (z. B. „Ich muss mich um andere kümmern und dafür sorgen, dass es ihnen gut geht; sonst bin ich ein schlechter Mensch“). Diese Art von Elternmodus entsteht oft, wenn Familienmitglieder krank oder leidend waren und der Patient als Kind früh gelernt hat, sich für das Wohlergehen anderer verantwortlich zu fühlen. Das korrespondierende Erleben ist Schuld.

Bei den sogenannten *fordernden oder kritischen Elternmodi* stehen im Unterschied dazu eher Forderungen und Perfektionismus im Vordergrund, die sich einerseits auf Leistung konzentrieren können (z. B. „Ich muss alles perfekt machen; wenn ich einen Fehler mache, bin ich ein Versager“) und oft durch fordernde Eltern, Lehrkräfte oder Trainer angelegt wurden oder auch durch Eltern, die eine hohe Leistungsorientierung unter Umständen nicht gefordert, aber selbst vorgelebt haben. Das korrespondierende Gefühl ist in der Regel Versagen oder Scham.

Beachte

Um einen Elternmodus treffend zu charakterisieren, sollte geprüft werden, ob Selbsthass oder Schuld im Vordergrund steht (strafender Elternmodus), oder eher übermäßige Forderungen gegenüber sich selbst (fordernder Elternmodus). Beim fordernden Elternmodus sollte exploriert werden, ob Versagen oder Scham zentral ist. Zur biografischen Einordnung kann der Patient befragt werden, wessen Stimme aus dem Elternmodus spricht.

Eltern- und Kindmodi, gesunde und dysfunktionale Bewältigungsmodi

Als *dysfunktionaler Bewältigungsmodus* wird ein psychischer Zustand bezeichnet, in dem eine Patientin das emotionale Leid, das mit dysfunktionalen Kind- und Elternmodi verbunden ist, durch Vermeidung, Unterwerfung oder Überkompensation bewältigt. Wenn eine Patientin in einem Bewältigungsmodus ist, berichtet sie weniger intensive Gefühle, was kurzfristig in der Regel entlastend ist. Vermeidung beinhaltet Phänomene wie soziale Vermeidung, Gebrauch von beruhigenden Substanzen, Dissoziation etc.; Unterwerfung liegt vor, wenn die Patientin sich vollkommen auf die Bedürfnisse anderer einstellt und eigene Bedürfnisse gar nicht mehr zulässt; Überkompensation ist verbunden mit dominierenden oder kontrollierenden Mustern.

Beachte

Bewältigungsmodi sind mit weniger emotionalem Leid verbunden als Eltern- und Kindmodi. Als „gefühltes Alter“ geben Patienten in der Regel ihr tatsächliches Alter an.

Schemamodi

Tabelle 2: Schemamodi nach Lobbestael, van Vreeswijk und Arntz (2007)

Kindmodi	
Verletzbarkeit	• *Verletzbares (einsames) Kind:* Fühlt sich wie ein verletzbares und einsames Kind, das nur Aufmerksamkeit bekommt, wenn es den Wünschen der Eltern entspricht. Die wichtigsten emotionalen Bedürfnisse des Kindes bleiben jedoch unerfüllt, und der Patient fühlt sich einsam, ungeliebt und wertlos. • *Verlassenes oder missbrauchtes Kind:* Erlebt die schweren emotionalen Schmerzen und Verlassenheitsängste von Missbrauch oder Vernachlässigung. Ist traurig, verängstigt, hilf- und hoffnungslos, bedürftig, fühlt sich wertlos und verloren. Patienten in diesem Zustand wirken kindlich, sie fühlen sich hoffnungslos alleine und suchen nach einer fürsorglichen Elternfigur.
Ärger	• *Ärgerliches Kind:* Ist ärgerlich und frustriert, weil zentrale emotionale (oder körperliche) Bedürfnisse nicht erfüllt werden. Der Ärger wird unangemessen ausgedrückt, sodass sich andere Menschen vor den Kopf gestoßen fühlen.

Tabelle 2: Fortsetzung

	• *Wütendes Kind:* Intensive, unkontrollierte Wut, in der der Patient andere Menschen angreift oder Sachen beschädigt. Gefühle eines außer Rand und Band geratenen Kindes, das schreit und sich impulsiv gegen einen (vermeintlichen) Gegner wehrt.
Mangel an Disziplin	• *Impulsives Kind:* Handelt impulsiv, um situativ eigene Bedürfnisse zu befriedigen, ohne Rücksicht auf andere Personen oder negative Konsequenzen zu nehmen. Hat Schwierigkeiten, auf kurzfristige Verstärkung zugunsten längerfristiger Ziele zu verzichten. • *Undiszipliniertes Kind:* Kann sich nicht dazu bringen, Routine- oder langweilige Aufgaben zu erledigen; ist leicht frustriert, gibt schnell auf.
Glück	• *Funktionaler Modus des Glücklichen Kindes:* Ist zufrieden, da die emotionalen Kernbedürfnisse erfüllt sind. Fühlt sich geliebt, mit anderen verbunden, sicher, wertvoll, zuversichtlich, kompetent, widerstandsfähig, optimistisch und spontan.
Dysfunktionale Bewältigungsmodi	
Unterwerfung	• *Kapitulation oder bereitwillige Unterwerfung:* Handelt passiv und unterwürfig, auch wenn dies gegen eigene Interessen verstößt; sucht Rückversicherung aus Angst vor Konflikten oder Zurückweisung. Lässt passiv zu, dass andere schlecht mit ihm umgehen, bzw. unternimmt nichts, um eigene gesunde Bedürfnisse zu erfüllen. Erhält selbstzerstörerische Schemamuster durch das eigene Handeln und die Menschen, mit denen Umgang gesucht wird.
Vermeidung	• *Distanzierter/vermeidender Beschützer:* Zieht sich durch emotionale Distanzierung von leidvollen Gefühlen zurück. Beim *distanzierten Beschützer* erscheinen Emotionen abgestellt, zu anderen Menschen wird kein Kontakt hergestellt, Unterstützung zurückgewiesen, das Handeln wirkt u.U. roboterhaft. Typische Hinweise sind z.B. Depersonalisation, Leere, Langeweile, Substanzmissbrauch, Essanfälle oder soziale Vermeidung. Beim *vermeidenden Beschützer* steht die Vermeidung herausfordernder oder allgemein sozialer Situationen im Vordergrund. • *Distanzierende Selbstberuhigung oder -stimulation:* Schaltet Gefühle durch Beschäftigung mit Dingen aus, die beruhigend oder stimulierend wirken; stimulierend sind z.B. Arbeitssucht, Glücksspiel, Substanzgebrauch oder Promiskuität. Beispiele für beruhigende Aktivitäten in diesem Modus sind Computerspiele, übermäßiges Essen, Fernsehen oder Tagträumen.
Überkompensation	• *Narzisstische Selbstüberhöhung:* Verhält sich kompetitiv, grandios oder missbrauchend, um seine Wünsche zu erfüllen; ausgeprägter Egozentrismus mit wenig Empathie für andere. In diesem Modus wird geprahlt und angegeben, um Bewunderung zu ernten und sich selbst aufzublähen. • *Übermäßige Kontrolle:* Versucht sich vor vermeintlichen Bedrohungen zu schützen durch erhöhte Aufmerksamkeit, Grübeln und extreme Kontrolle. Es lassen sich zwei Subtypen unterscheiden: Bei *per-*

Tabelle 2: Fortsetzung

	fektionistischer Kontrolle liegt der Fokus auf Perfektionismus, um Kritik oder Unglück zu vermeiden. Bei *argwöhnischer Kontrolle* steht die Wachsamkeit im Vordergrund; andere Menschen und ihr Verhalten werden dauernd auf Indizien für Böswilligkeit hin geprüft. • *Suche nach Bestätigung und Aufmerksamkeit:* Typischer Bewältigungsmodus bei Patienten mit histrionischer Persönlichkeitsstörung. Versucht, sich ständig in Szene zu setzen und Aufmerksamkeit zu erhaschen; kann es kaum aushalten, wenn andere im Mittelpunkt stehen, weil dann die eigene Bedeutungslosigkeit schmerzhaft gespürt wird. • *Forensische Überkompensationsmodi* – *Schikane und Angriff:* Schädigt andere vorsätzlich verbal, emotional, physisch, sexuell oder durch antisoziale Handlungen mit sadistischen Zügen. Kann Missbrauch überkompensieren oder zu verhindern suchen. – *Beutemodus:* Ist gezielt und kaltblütig aggressiv, um eigene Ziele zu erreichen oder Gegner aus dem Weg zu räumen. Bei forensischen Patienten werden schwere Delikte oft in diesem Modus ausgeführt. – *Betrugsmodus:* Spielt anderen gutes Verhalten vor, um eigene Ziele zu erreichen. Kann in Zusammenhang mit Betrugsdelikten oder Hochstapelei stehen.
Dysfunktionale Elternmodi	
• *Strafender Elternteil:* Internalisierte Stimme von Eltern oder anderen wichtigen kritischen oder missbrauchenden Bezugspersonen, die den Patienten kritisiert und bestraft. Patienten in diesem Modus hassen sich selbst und bestrafen sich für normale Bedürfnisse. Der Tonfall dieses Modus ist hart, kritisch und unversöhnlich. Hinweise sind Selbstverachtung, Selbstkritik, Selbstverletzungen, suizidale Fantasien und andere selbstschädigende Verhaltensweisen. Eine subtilere Variante kann entstehen als Ergebnis schuldinduzierender Muster von Elternfiguren. • *Fordernder Elternteil:* Vertritt extrem hohe Standards und vermittelt das Gefühl, dass es wichtig ist, perfekt zu sein, alles richtig zu machen, einen hohen Status anzustreben, bescheiden zu bleiben, immer effektiv zu sein und die Bedürfnisse anderer vor die eigenen zu stellen. Spontaneität und der Ausdruck eigener Gefühle erscheinen hingegen unzulässig. Kann durch hohe perfektionistische Standards oder durch eine überkritische Haltung ausgedrückt werden.	
Modus des gesunden Erwachsenen	
• Dieser Modus ist mit angemessenen erwachsenen Funktionen wie Arbeit, Elternschaft oder der Übernahme von Verantwortung und Verpflichtungen sowie mit angenehmen erwachsenen Aktivitäten, wie z. B. Sexualität, intellektuellen, ästhetischen und kulturellen Interessen, Gesundheitsfürsorge oder Sport, verbunden.	

Vorteile des Modusmodells

Das Moduskonzept hat den Vorteil, dass der jeweils aktuelle Zustand der Patientin mit etwas Übung relativ leicht eingeordnet und in der Therapie thematisiert werden kann. Wie in Kapitel 4 genauer dargestellt wird, ergeben sich zudem aus den Modi, die an einem Problem beteiligt sind, Interventionsstrategien, die mit der Patientin gemeinsam genauer geplant und festgelegt werden können. Zudem ist über das Moduskonzept eine Verbindung zwischen den Mustern der Patientin, ihrer Biografie und der jeweiligen Symptomatik möglich.

Einsatzbereiche und Vorteile des schematherapeutischen Modusmodells

- Erklärt konflikthafte und widersprüchliche Motive und Gefühle des Patienten in einem Modell.
- Interventionen lassen sich dem jeweils im Vordergrund stehenden Modus anpassen.
- Blockaden in der Behandlung, die durch Vermeidung oder Überkompensation entstehen, können überwunden werden.
- Verbindung zwischen überdauernden Mustern des Patienten und dysfunktionalen Verhaltensweisen und Symptomen inkl. Selbstverletzungen, Suizidalität, Impulsivität, Stimmungsschwankungen etc.
- Störungsspezifische Modelle bilden typische Muster von Achse-II-Störungen ab.

3 Diagnostik und Indikation

Indikation für Persönlichkeits- und chronische psychische Störungen

Die Schematherapie wurde ursprünglich für Misserfolge („Nonresponder") in der kognitiven Verhaltenstherapie entwickelt. Dies sind in der Regel Personen mit chronischen und komplexen überdauernden Problemen, die sich nicht auf eine Kernsymptomatik reduzieren lassen, und deren Ursprung in biografischen Erfahrungen des Patienten vermutet werden kann. Damit wurde Schematherapie als transdiagnostisches Verfahren konzipiert, dass sich prinzipiell auf sehr verschiedene Arten dysfunktionaler Muster anwenden lässt. Die wichtigste Indikation stellen Persönlichkeitsstörungen dar. Bisher wird hier keine spezifische Persönlichkeitsstörung ausgeschlossen, auch wenn erst für einen Teil der Persönlichkeitsstörungen empirische Wirkungsnachweise vorliegen (vgl. Kapitel 5). Zudem ist Schematherapie prinzipiell auch indiziert für andere chronische psychische Störungen, die auf KVT unbefriedigend ansprechen, wie Zwangsstörungen oder Substanzabhängigkeit. Allerdings liegen für diese Störungen bisher allenfalls Fallberichte und Pilotstudien zur Wirksamkeit von Schematherapie vor, sodass die Indikation unter dem Vorbehalt gestellt werden muss, dass robuste Wirknachweise noch ausstehen.

Kontraindikationen bei akuten Krisen, Psychosen, Substanzabhängigkeit und Anorexia nervosa

Kontraindiziert ist Schematherapie bei akuten Krisen oder umschriebenen Lebensproblemen, die sich nicht als Teil eines überdauernden Musters verstehen lassen. Bei psychotischen Störungen ist das emotionsorientierte aufdeckende Vorgehen überfordernd und nicht indiziert. Erkrankungen aufgrund eines hirnorganischen Faktors stellen ebenso eine Kontraindikation dar wie eine schwere akut entgiftungspflichtige Substanzabhängigkeit, da der Substanzgebrauch eine gute Wirkung der emotionsfokussierenden Interventionen verhindert. Bei Patienten mit Substanzabhängigkeit sollte eine mindestens dreimonatige Abstinenzphase vorliegen, bevor eine schematherapeutische Behandlung begonnen wird. Bei Patientinnen mit Anorexia nervosa ist bei einem Body Mass Index (BMI) < 17 davon auszugehen, dass sie nicht mehr in der Lage sind, sich ausreichend auf die schematherapeutischen Interventionen zu konzentrieren.

3.1 Diagnostik

Indikationsstellung beruht auf klinischer Einschätzung

Zur Indikationsstellung wird meist die klinische Einschätzung herangezogen, ob es sich um ein überdauerndes Muster im oben genannten Sinne handelt, bei dem eine KVT vermutlich wenig erfolgsversprechend ist. Zudem sollten die in der Therapiesituation beobachteten und vom Patienten berichteten Interaktionsmuster einbezogen werden. Insbesondere bei Patienten mit problematischer oder fehlender Kontaktaufnahme ist Schematherapie indiziert. Zudem sollte klinisch vor der Indikationsstellung ein Eindruck gewonnen werden, ob sich die Entstehung dieser problematischen Muster vermutlich auf schwierige Erfahrungen in Kindheit und Jugend zurückführen lässt.

In Wirksamkeitsstudien wird zur Diagnose von Persönlichkeitsstörungen meist das SKID-II-Interview (Fydrich, Renneberg, Schmitz & Wittchen, 1997) bzw. das SCID-5-PD (Beesdo-Baum, Zaudig & Wittchen, 2019) eingesetzt, daher sollte dieses Instrument neben einem strukturierten Interview für andere psychische Störungen (z. B. SCID-5-CV oder M.I.N.I.; Sheehan et al., 1998) in der Praxis eingesetzt werden.

CTQ oder ITEC zur Erfassung früher Traumatisierungen

Zur Erfassung von traumatischen Erlebnissen in der Kindheit wird der Childhood Trauma Questionnaire (CTQ; deutsche Version von Wingenfeld et al., 2010) oder das Interview of Traumatic Events in the Childhood (ITEC; Lobbestael, Arntz, Harkema-Schouten & Bernstein, 2009; deutsche Version auf Anfrage erhältlich bei G. Jacob) empfohlen.

YSQ und SMI für spezifische Schemadiagnostik

Speziell zur Erfassung von Schemata und Schemamodi wurden der Young Schema Questionnaire (YSQ; Überblick in Oei & Baranoff, 2007) und das Schema Mode Inventory (SMI; Lobbestael, van Vreeswijk, Spinhoven, Schouten & Arntz, 2010) entwickelt. Mit dem YSQ werden die 18 Schemata nach Young erhoben. Im SMI werden die wichtigsten 14 Modi des Moduskonzeptes erfasst (vgl. Anhang, S. 103). Beide Fragebögen zeigen insgesamt zufriedenstellende psychometrische Eigenschaften und haben sich in bisherigen Studien als änderungssensitiv erwiesen. Bisher liegen allerdings noch keine Normen für verschiedene Störungen vor.

Beispielitems des Young Schema Questionnaires (in der unveröffentlichten Übersetzung von Grutschpalk, Baumann-Frankenberger, Zarbock & Berbalk)[1]

- *Schema Emotionale Deprivation:* „Es war niemand da, der mir Wärme, Halt und Aufmerksamkeit gegeben hat."
- *Schema Unzulänglichkeit/Scham:* „Ich bin die Liebe, die Aufmerksamkeit und den Respekt anderer Menschen nicht wert."
- *Schema Verlassenheit:* „Ich klammere mich an die Menschen, die mir nahe sind, aus Angst, sie zu verlieren."
- *Schema Abhängigkeit/Dependenz:* „Ich fühle mich nicht fähig, meinen Alltag selbstständig zu bestehen."
- *Schema Unterwerfung:* „In Beziehungen lasse ich gewöhnlich die Partnerin/den Partner bestimmen."
- *Schema Unerbittliche Standards:* „Ich versuche, mein Bestes zu geben, ich kann mich nicht mit „gut genug" zufriedengeben."

Zusätzlich zur Veränderung von Schemata und Schemamodi sollten jedoch immer Maße für die Schwere der jeweiligen Störung erhoben werden, etwa der Borderline Personality Disorder Severity Index (BPDSI; deutsche Version von Kröger et al., 2013). Im BPDSI gilt ein Cut-off-Score von 15 Punkten für das Vorhandensein einer BPS; in Behandlungsstudien werden oft 20 Punkte (Mindestwert) als Einschlusskriterium festgelegt.

3.2 Fallkonzeptualisierung

Erstellen des Modusmodells

Zu Beginn der Behandlung wird ein Fallkonzept erstellt, in dem die wichtigsten Probleme und Symptome der Patientin sowie gegebenenfalls auffällige interpersonelle Muster zusammengefasst werden. Sie werden dafür in ihrem biografischen Zusammenhang verstanden und den sie jeweils am besten beschreibenden Schemamodi zugeordnet. Letzteres erfolgt anhand der affektiven Qualität, die mit dem jeweiligen Verhalten oder Symptom verbunden ist. Wenn intensive Emotionen vorhanden sind, erfolgt die Zuordnung zu Kindmodi; wenn Selbstabwertung im Vordergrund steht, ist die Zuordnung zu dysfunktionalen Elternmodi am angemessensten; wenn ein dysfunktiona-

1 Antworten von 1 = „völlig unzutreffend" bis 6 = „genau zutreffend".

les Verhalten durch geringes Erleben von Affekten gekennzeichnet ist, wird es am ehesten dysfunktionalen Bewältigungsmodi zugeordnet.

Informationen, die in das Fallkonzept mit dem Modusmodell einfließen

- Symptome und Psychopathologie
- Probleme, die den Therapieanlass darstellen
- Auffällige interpersonelle Muster des Patienten
- Biografischer Hintergrund der Problematik

3.2.1 Zentrale Probleme und Symptome

In jedem Fall müssen diejenigen Symptome oder Probleme, die den Patienten in Psychotherapie geführt haben, im Modusmodell abgebildet werden. Dazu gehören Symptome, Lebensprobleme, Beziehungsprobleme etc. sowie deren Beziehungen untereinander. Intensive negative Gefühle werden dem vulnerablen Kindmodus zugeordnet. Wenn ein Patient beispielsweise berichtet, intensive Ängste mit Alkohol zu betäuben, so werden die Ängste einem angsterfüllten Kindmodus zugeordnet, während der Alkoholmissbrauch einen Teil des dazugehörigen distanzierten Beschützermodus darstellt. Solche Zusammenhänge zwischen negativen Gefühlen und Bewältigungsreaktionen sollten gezielt erfragt werden. Eine Beispielformulierung:

> Sie sagen, dass Sie es in Ihrer Ausbildung nicht schaffen, Fragen zu stellen, wenn Sie etwas nicht verstanden haben, weil Ihnen das so peinlich ist. Was für Gefühle sind da genau beteiligt? Und was machen Sie stattdessen? Sie haben auch davon berichtet, dass Sie unter Stress dissoziieren, passiert das in solchen Situationen auch?

Beziehung zwischen Symptomen und Schemamodi

Manche Symptome lassen sich in der Regel immer demselben Modus zuordnen. So werden starke Ängste oder Scham stets einem vulnerablen Kindmodus zugeordnet. Der Gebrauch beruhigender Substanzen wie Benzodiazepinen ist in der Regel mit einem distanzierten Beschützermodus verbunden, so wie stimulierende Aktivitäten wie Spielsucht oder der Konsum von Stimulanzien mit einem selbststimulierenden Bewältigungsmodus. Bei vielen Symptomen ist jedoch nicht von vornherein klar, welchem Modus sie zugeordnet werden müssen. Dies lässt sich nur anhand des beteiligten Affektes und der intrapsychischen Funktionalität klären. Beispiele hierfür sind selbstverletzende Verhaltensweisen, aber auch anorektisches Verhalten, das einerseits im Zusammenhang mit einem dysfunktionalen Elternmodus stehen kann (z. B., wenn die Patientin hungert, weil sie sich so hässlich fühlt oder um sich zu strafen), aber auch zu einem vermeidenden Copingmodus gehören kann (z.B., wenn die durch Hungern erzeugte Verflachung des emotionalen Erlebens im Vordergrund steht).

Schemamodi, mit denen selbstverletzendes Verhalten in Zusammenhang stehen kann

- Selbstverletzung als Selbstbestrafung → strafender Elternmodus
- Selbstverletzung zur Reduktion emotionaler Schmerzen → distanzierter Beschützermodus
- Selbstverletzung im Rahmen von Ritualen, mit denen sich Patienten stimulieren oder nahezu in Trance versetzen → selbststimulierender Bewältigungsmodus
- Selbstverletzung zur Beendigung von Dissoziationen → Funktion zur Kontrolle des distanzierten Beschützermodus

Zuordnung eines Symptoms zu mehreren Modi

Gerade bei Patienten mit schweren Erkrankungen kommt es vor, dass dasselbe Symptom in verschiedenen Situationen oder Zusammenhängen mit verschiedenen Modi in Verbindung steht. So hungert eine BPS-Patientin möglicherweise in manchen Situationen, um sich zu bestrafen; in anderen Situationen hungert sie, um Gefühle zu betäuben. Solche komplexen Zusammenhänge, die sich häufig erst im Verlauf der Therapie herausstellen, sollten mit der Patientin diskutiert werden. Wann immer das betreffende Problemverhalten in der Therapie zur Sprache kommt, sollte zunächst herausgearbeitet werden, mit welchem Modus es in der aktuellen Situation im Zusammenhang steht, um optimal zu intervenieren.

Beachte

Manche Symptome sind für einen bestimmten Modus sehr typisch. Andere Symptome können mit verschiedenen Modi im Zusammenhang stehen. Die individuell im Vordergrund stehende Zuordnung muss mit dem Patienten besprochen werden.

3.2.2 Auffällige interpersonelle Muster

Interpersonelles Verhalten und Schemamodi

Neben psychometrischen Daten und den vom Patienten berichteten Symptomen und Problemen fließt auch das vom Therapeuten beobachtete interpersonelle Verhalten des Patienten, insbesondere in seinen auffälligen Aspekten, in das Modusmodell ein. Die Beobachtungen des Therapeuten sollte dieser mit dem Patienten besprechen, insbesondere auch hinsichtlich ihrer Relevanz in anderen Beziehungen. Beispielformulierung:

Mir fällt etwas auf: Immer, wenn ich etwas anderer Meinung bin als Sie, ziehen Sie sich emotional völlig zurück und wirken wie eingemauert. Ist es möglich, dass das ein Muster ist, das bei Ihnen öfters auftritt, auch wenn Sie mit ganz anderen Personen Meinungsverschiedenheiten oder Konflikte haben?

Interpersonelle Auffälligkeiten sind oft Bewältigungsmodi

In der Regel lassen sich interpersonelle Auffälligkeiten, die zu Beginn der Behandlung in der Therapiebeziehung beobachtet werden, vorwiegend Bewältigungsmodi zuordnen. Dies ergibt sich aus der Logik, dass eine neue Beziehung und das Besprechen emotionaler schwieriger Themen für Patienten mit tiefgreifenden psychischen Problemen sehr belastend ist, sodass sie darauf mit dysfunktionalen Copingmechanismen reagieren. Vermutlich ist dieses Phänomen einer der wichtigen Gründe dafür, warum Schematherapie gerade für Nonresponder auf KVT entwickelt wurde, da mit klassischer KVT diese Bewältigungsmodi in der Therapiebeziehung unter Umständen nicht überwunden werden können.

Zeichen für dysfunktionale Bewältigungsmodi in der Therapiebeziehung

- *Unterwerfung:* Patient ist übermäßig höflich und zugewandt, „Ja-sage-Tendenz", lobt den Therapeuten über die Maßen.
- *Vermeidung:* Patient geht bei emotionalen Themen aus dem Kontakt, spricht nicht mehr, dissoziiert, klagt und jammert stereotyp, vermeidet emotionale Themen durch Ablenkung, „kommt von Hölzchen auf Stöckchen" etc.
- *Überkompensation:* Patient kommt ins Dozieren, wertet den Therapeuten ab, kontrolliert und korrigiert den Therapeuten übermäßig, tritt laut und aggressiv auf.

Nicht jede Auffälligkeit ist pathologisch

Selbstverständlich sollten nur solche Auffälligkeiten der Patientin, die für ihre Gesamtproblematik relevant sind, ins Modusmodell aufgenommen werden. Nicht jede marginale Normabweichung darf pathologisiert werden! Zudem sollten solche Beobachtungen stets mit der Patientin besprochen werden. In vielen Fällen können Patienten die Beobachtung des Therapeuten bestätigen und beispielsweise um Aspekte aus anderen Beziehungen erweitern. Manchmal kann es vorkommen, dass ein Verhaltensmuster zwar einem Bewältigungsmodus zugeordnet werden kann, die Patientin dies zu Beginn der Therapie jedoch noch nicht so sehen kann oder möchte (z.B. stereotypes Klagen als vermeidende Bewältigung). In solchen Fällen kann es dennoch sehr wichtig sein, die Patientin von Anfang an für diese Thematik zu sensibilisieren. Selbstverständlich kann sich der Therapeut auch irren, und beispielsweise eine Einzelbeobachtung in ihrer Bedeutung überschätzen – dies können Patienten oft überzeugend darstellen, wenn der Therapeut ihnen seine Überlegungen mitteilt.

3.2.3 Biografische Informationen

Biografischer Hintergrund der Schemata ist zentral

Der biografische Hintergrund der verschiedenen Modi spielt in der Schematherapie eine zentrale Rolle und wird von Anfang an einbezogen. Dazu werden Patienten einerseits direkt befragt. Viele Patienten mit chronischen psychischen Problemen haben bereits verschiedene psychotherapeutische Behandlungen hinter sich und haben den biografischen Hintergrund ihrer Probleme in Vorbehandlungen bereits ausführlich erarbeitet. Auf solche Informationen sollte nicht verzichtet werden. Darüber hinaus entwickelt der Therapeut weitere Hypothesen zum biografischen Entstehungszusammenhang der Problematik und diskutiert diese mit dem Patienten.

Der biografische Hintergrund dysfunktionaler Elternmodi ist sehr häufig verbunden mit Eltern- oder anderen Autoritätspersonen, die mit dem Patienten als Kind ungünstig umgingen. Die Bandbreite kann hier reichen von schwerem Missbrauch bis hin zu mangelnder emotionaler Fürsorge aufgrund objektiv gravierender Probleme wie etwa schwere Krankheiten in der Familie. Gelegentlich berichten Patienten mit stark forderndem Elternmodus jedoch auch, dass sie keine übermäßigen Forderungen erlebten, vielmehr modellierten die Eltern durch ihre eigene Leistungsorientierung diesen Modus. Lernen am Modell spielt insbesondere auch eine Rolle für die Entwicklung von Bewältigungsmodi.

Lernen von Bewältigungsmodi am elterlichen Modell

- *Unterwerfung:* Die Patientin erlebte als Kind, dass sich ihre Mutter dem aggressiven Vater unterwarf, weil sie sich von ihm abhängig fühlte und keine Möglichkeit sah, eigenen Bedürfnissen angemessener nachzukommen und ihr Kind zu schützen.
- *Vermeidung:* In der Familie der Patientin waren emotionale Themen ein Tabu oder die Patientin erlebte als Kind, dass ein Elternteil Benzodiazepine oder Alkohol konsumierte, wenn es aufgewühlt war oder unter Konflikten litt.
- *Überkompensation:* Ein Elternteil (häufig der Vater) trat sehr kontrollierend, aggressiv oder narzisstisch auf, insbesondere wenn es gestresst war.

Diagnostische Imaginationsübungen hilfreich

Der biografische Hintergrund von aktuellen emotionalen Problemen sollte auch im Rahmen diagnostischer Imaginationsübungen erhoben werden. Dazu wird die Patientin gebeten, sich (möglichst mit geschlossenen Augen) in eine aktuelle emotional problematische Situation zu versetzen. Wenn die damit assoziierten Emotionen aktiviert sind, bittet die Therapeutin sie, bei dem Gefühl zu bleiben, die aktuelle Situation jedoch zu verlassen und assoziativ biografische Erinnerungen hochkommen zu lassen (→ Affektbrücke).

Beispiel: Marion S.

Marion S., 38 Jahre, berichtet von gravierenden Problemen mit Kollegen. Sie fühle sich auch bei Kleinigkeiten, die andere als völlig irrelevant erachteten, sofort von anderen bedroht und habe Angst, dass auch kleine Fehler von Kollegen zum Verrat verwendet würden. In entsprechenden Situationen werde sie entweder panisch oder reagiere unverhältnismäßig aggressiv – sie habe das Gefühl, sie „würde zubeißen, bevor die anderen beißen können". In einer diagnostischen Imaginationsübung versetzt sie sich imaginativ in eine aktuelle Situation und aktualisiert so die Gefühle von Panik und Bedrohung. Die Affektbrücke bringt Erinnerungsbilder aus der frühen Gymnasialzeit hervor. Über ein knappes Jahr war Frau S. von einer Clique von Mädchen schwer gemobbt worden, deren Anführerin ehemals eine Freundin von ihr gewesen war. Die Mädchen hatten sie heimlich bedroht und immer wieder öffentlich gedemütigt. Das Gefühl von Bedrohung lässt sich diesem Erlebnis sehr gut zuordnen.

3.3 Störungsspezifische Moduskonzepte

Störungsspezifische und individuelle Moduskonzepte

Die Fallkonzeptualisierung mit dem Modusmodell erfolgt prinzipiell transdiagnostisch. Alle psychischen Symptome werden jeweils dem Modus zugeordnet, mit dem sie sich am genauesten konzeptualisieren lassen. Damit sind auch verschiedene komorbide Erkrankungen oder Störungen, die die Kriterien für eine psychische Störung nicht vollständig erfüllen (unterschwellige Störungen), leicht in einem Moduskonzept zu integrieren. Insbesondere für Therapiestudien, in denen Patienten mit definierten Diagnosen eingeschlossen werden, wurden jedoch im vergangenen Jahrzehnt auch störungsspezifische Modusmodelle entwickelt, die jeweils Prototypen der Modusmodelle darstellen, die bei Patienten mit bestimmten (Persönlichkeits-)Störungen typischerweise gefunden werden. Für individuelle Fallkonzeptionen lassen sich die Modelle gegebenenfalls nach Bedarf modifizieren.

3.3.1 Borderline-Persönlichkeitsstörung

Bei Patienten mit einer emotional instabilen (Borderline-)Persönlichkeitsstörung (BPS) lassen sich in der Regel intensive kindliche Modi, ein stark strafender Elternmodus und ein nur schwacher Erwachsenenmodus finden. Die in der Regel breit gefächerten Strategien zur Vermeidung intensiver Gefühle werden dem distanzierten Beschützermodus zugeordnet.

Typische Modi der emotional instabilen Persönlichkeitsstörung (BPS)

- *Verlassener/missbrauchter Kindmodus:* Angst vor Verlassenwerden, intensive Gefühle von Scham und Angst vor Missbrauch und Bedrohung; entspricht den diagnostischen Kriterien der emotionalen Instabilität und Angst vor Verlassenwerden.
- *Ärgerlicher/impulsiver Kindmodus:* Beinhaltet Ärger und Wut über ungerechte Behandlung in der Kindheit. Mit seinem impulsiven Charakter bildet dieser Modus auch die Tendenz zu unmittelbarer unkontrollierter Bedürfnisbefriedigung ab. Entspricht den diagnostischen Kriterien „Probleme im Umgang mit Wut“ und Impulsivität.
- *Strafender Elternmodus:* Extreme Selbstentwertung und Selbsthass. Kann mit diagnostischen Kriterien der Selbstverletzung oder Identitätsstörung einhergehen.
- *Distanzierter Beschützermodus:* Schützt Patienten vor negativen Emotionen; beinhaltet z. B. Vermeidung, Rückzug, Substanzgebrauch, Essanfälle, Dissoziation etc. Kann mit verschiedenen diagnostischen Kriterien assoziiert sein, z. B. Dissoziation oder Leere.

Selbstverletzungen können verschiedenen Modi zugeordnet werden

Wie bereits beschrieben kann selbstverletzendes Verhalten bei BPS-Patienten in Abhängigkeit von den damit verbundenen Gefühlen verschiedenen Modi zugeordnet werden, u. a. dem strafenden Elternmodus (bei Selbstbestrafung durch Verletzungen) oder dem distanzierten Beschützermodus (wenn Selbstbestrafung emotionalen Schmerz reduziert).

Fallbeispiel: Sandra (Borderline-Persönlichkeitsstörung)

Sandra ist eine 23-jährige Patientin mit BPS. Ihre Hauptprobleme sind Angst vor dem Alleinsein, wechselhafte Beziehungen einschließlich impulsiver sexueller Affären und Selbstverletzungen sowie Alkohol- und Cannabismissbrauch im Rahmen emotionaler Krisen, die meist im Zusammenhang mit interpersonellen Problemen entstehen. Sandra fühlt sich meist sehr allein und wertlos; wenn sie jemanden neu kennenlernt, der freundlich auf sie zugeht, stellt sie deshalb schnell sehr engen Kontakt her. Dadurch kommt es immer wieder auch zu sexuellen Kontakten mit Männern, die sie gerade erst kennengelernt hat. Sandra möchte diesen Sex eigentlich nicht und fühlt sich dadurch sogar missbraucht; sie nimmt ihn jedoch in Kauf, um in Kontakt zu bleiben, und weil sie sich nicht dazu berechtigt fühlt, eigene Grenzen zu setzen. Stattdessen erträgt sie den Sex, und dissoziiert dabei oder verwendet Alkohol, um die belastenden Emotionen zu betäuben. Hinterher schneidet sie sich oft an den

Beinen oder am Bauch, um Scham und Schuldgefühle zu reduzieren. In diesen Krisen zieht sie sich sehr zurück, verbringt den Großteil des Tages vor dem Computer oder im Bett, und kann nicht zur Arbeit gehen. Da sie durch häufige Fehlzeiten und ihre Beziehungsgestaltung oft Probleme am Arbeitsplatz bekommt, wechselt sie den Job sehr häufig. Sandra kann ihre eigenen Bedürfnisse und Emotionen anderen gegenüber kaum ausdrücken. Ausnahmen davon stellen engere Beziehungen dar, hier kann sie leichter ärgerlich werden, was ihr jedoch oft entgleitet und zu Wutanfällen führt. Sandra wuchs in einer aggressiven und unsicheren familiären Situation auf. Ihr Vater war Alkoholiker und war häufig verbal und physisch aggressiv, wenn er betrunken war. Ihre Mutter unterwarf sich dem Vater und schützte weder sich noch Sandra. Im Alter von 9 bis 11 Jahren wurde Sandra zudem von ihrem Großvater mütterlicherseits sexuell missbraucht.

Grafische Darstellung der Modusdiagnostik hilfreich

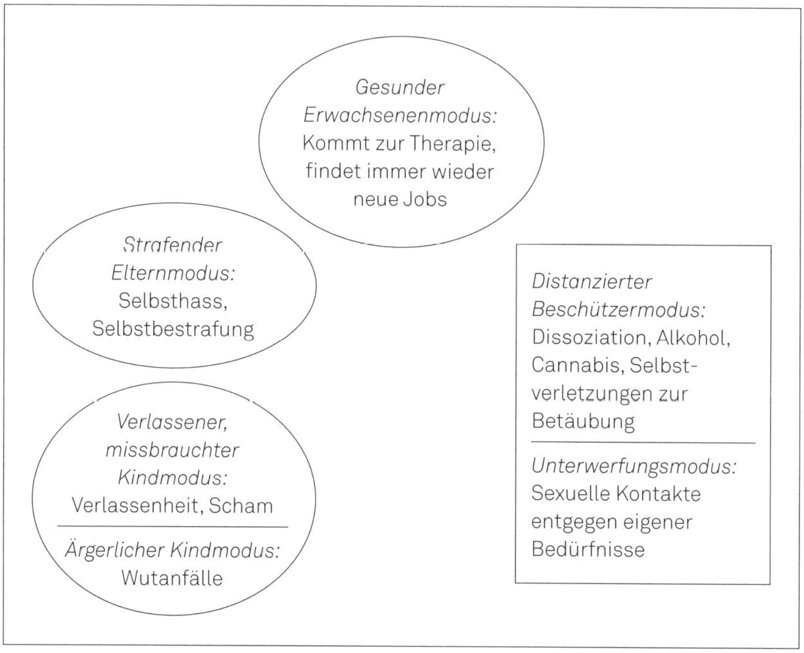

Abbildung 1: Modusmodelle von Sandra

Sandras Gefühle von Verlassenheit, Scham und Schuld werden dem verletzlichen missbrauchten Kindmodus zugeordnet, die Wutanfälle dem ärgerlichen Kindmodus. Selbsthass, ihr geringer Selbstwert und als Strafe eingesetzte Selbstverletzungen sind mit dem strafenden Elternmodus verbunden. Zum distanzierten Beschützermodus gehören Dissoziation, Alkohol- und Cannabisgebrauch sowie Selbstverletzungen, wenn Sandra sie einsetzt, um Gefühle zu betäuben. Die von ihr unerwünschten sexuellen Kontakte werden einem zusätzlichen Unterwerfungsmodus zugeordnet, den sie vermutlich am Modell ihrer Mutter erworben hat. Ihr gesunder Erwachsenenmodus ist schwach, jedoch schafft sie es, regelmäßig zur Therapie zu kommen, und findet auch immer wieder neue Jobs, obwohl ihr dies durch ihren geringen Selbstwert sehr schwerfällt. Der Therapeut bespricht mit Sandra ihr Modusmodell und stellt es in dem von uns meist verwendeten Format dar, in dem die dysfunktionalen Eltern- und Kindmodi links, die Bewältigungsmodi rechts aufgetragen werden (vgl. Abbildung 1).

3.3.2 Narzisstische Persönlichkeitsstörung

Einsamkeit im Kindmodus

Bei der narzisstischen Persönlichkeitsstörung ist der verletzliche Kindmodus oft durch intensive Einsamkeit charakterisiert, der Elternmodus fordert höchste Leistungen. Die Bewältigung ist geprägt von Überkompensation. Narzisstische Patienten kommen häufig dann in Therapie, wenn ihre Bewältigungsmechanismen durch externe Einflüsse zusammengebrochen sind, etwa Bedeutungsverlust im Job oder Überschuldung und damit fehlende finanzielle Ressourcen zur Aufrechterhaltung stimulierender Aktivitäten. Dann wird häufig die hinter der Kompensation bestehende starke Depressivität oder Ängstlichkeit deutlich.

Typische Modi der narzisstischen Persönlichkeitsstörung

- *Einsamer Kindmodus:* Intensive Einsamkeitsgefühle.
- *Wütender Kindmodus:* Kann auftreten, wenn der einsame Kindmodus getriggert wird; dann verliert der Patient u. U. die Kontrolle über seine Aggression.
- *Fordernder Elternmodus:* Fordert Höchstleistungen, nur das Beste ist gut genug.
- *Narzisstische Selbstüberhöhung:* Wertet sich selbst auf und andere ab; Größenfantasien als Kompensation für eigenes Versagenserleben.
- *Distanzierende Selbststimulation:* Stimulation z. B. durch Glücksspiel, (stimulierenden) Substanzgebrauch, exzessiven Sex oder Pornokonsum, gegebenenfalls exzessives Arbeiten.

3.3.3 Histrionische Persönlichkeitsstörung

Mangel an Disziplin und Suche nach Aufmerksamkeit

Bei der histrionischen Persönlichkeitsstörung wird bezüglich der dysfunktionalen Kind- und Elternmodi insbesondere der undisziplinierte/impulsive Kindmodus als spezifisch angesehen. Auf der Seite der Bewältigungsmodi ist die überkompensierende Suche nach Bestätigung und Aufmerksamkeit zentral.

Typische Modi der histrionischen Persönlichkeitsstörung

- *Verlassener/missbrauchter Kindmodus.*
- *Undisziplinierter/impulsiver Kindmodus:* Beinhaltet die mangelnde Disziplin dieser Patienten und ihr Unvermögen, zugunsten langfristiger Verstärker auf kurzfristige Verstärkung zu verzichten.
- *Strafender Elternmodus:* Selbst-Entwertung.
- *Suche nach Bestätigung und Aufmerksamkeit:* Beinhaltet typisch histrionische Verhaltensmuster wie dramatisierendes oder übertrieben sexualisiertes Verhalten, das dem Ziel dient, im Mittelpunkt zu stehen, um sich nicht bedeutungslos fühlen zu müssen. In den diagnostischen Kriterien der ICD-10 ist vor allem diese Problematik abgebildet.

3.3.4 Selbstunsichere Persönlichkeitsstörung

Einsamkeit und Schuld

Bei der selbstunsicheren Persönlichkeitsstörung wird davon ausgegangen, dass der verletzliche Kindmodus sehr einsam ist und der dysfunktionale Elternmodus insbesondere Schuldgefühle induziert. Ärger oder Wut treten kaum auf. Als Bewältigungsmodi stehen ein vermeidender distanzierter Beschützermodus sowie ein angepasster Unterwerfungsmodus im Vordergrund.

Typische Modi der selbstunsicheren Persönlichkeitsstörung

- *Einsamer verletzlicher Kindmodus.*
- *Strafender Elternmodus:* Induziert starke Schuldgefühle, insbesondere wenn der Patient eigene Bedürfnisse ausdrückt, die evtl. den Wünschen anderer widersprechen könnten.
- *Vermeidender distanzierter Beschützermodus:* Soziale Vermeidung, Rückzug; tut aus Angst vor Abwertung Dinge nicht, die eigentlich angemessen und normal wären. Hauptbereich der diagnostischen Kriterien nach ICD-10.
- *Unterwerfungsmodus:* Unterwirft sich den Vorschlägen und Wünschen anderer.

3.3.5 Dependente Persönlichkeitsstörung

Zeigt unterwürfigen Bewältigungsmodus

Hinsichtlich der problematischen Emotionen (Einsamkeit, Schuld) ähnelt das Modusmodell der dependenten Persönlichkeitsstörung dem der selbstunsicheren Persönlichkeitsstörung. Der wesentliche Unterschied liegt im dependent-unterwürfigen Bewältigungsmodus, der weniger stark durch Vermeidung und mehr durch eine hohe Orientierung an den (vermeintlichen) Wünschen anderer Menschen gekennzeichnet ist. Dahinter steht ein dependenter Kindmodus, in dem die Patientin das Gefühl hat, hoffnungslos von anderen abhängig zu sein, weil sie im Leben nicht allein zurechtkommt.

Typische Modi der dependenten Persönlichkeitsstörung

- *Verlassener, missbrauchter Kindmodus*
- *Dependenter, abhängiger Kindmodus:* Wird panisch und fühlt sich überfordert, wenn der Patient mit erwachsenen Aufgaben konfrontiert wird.
- *Strafender Elternmodus:* Induziert starke Schuldgefühle, insbesondere wenn der Patient eigene Bedürfnisse ausdrückt, die evtl. den Wünschen anderer widersprechen könnten. Bei dieser Störung wird insbesondere auch eigene Autonomie begrenzt und bestraft.
- *Dependenter Unterwerfungsmodus:* Unterwirft sich den (vermeintlichen) Vorschlägen und Wünschen anderer. Tut alles, um von anderen geliebt oder gebraucht zu werden, selbst wenn dies gegen eigene Interessen und Bedürfnisse geht. ICD-10 beschreibt diese Problematik in den diagnostischen Kriterien.

Fallbeispiel: Klaudia
(Selbstunsichere und dependente Persönlichkeitsstörung)

Klaudia ist eine 36-jährige Patientin, die wegen ausgeprägter Unsicherheit und sozialer Ängste in Therapie kommt. Sie fühlt sich nahezu immer unsicher, wertlos und unterlegen. Verschiedene begonnene Ausbildungen habe sie abbrechen müssen, weil sie es nicht geschafft habe, Fragen zu stellen, wenn sie etwas nicht gewusst habe, selbst wenn der Chef oder ihre Kollegen sich als zugewandte Ansprechpartner angeboten hätten. Seit mehreren Jahren ist sie kaum noch berufstätig. In Beziehungen mit anderen Menschen versuche sie stets, sich deren Vorstellungen anzupassen, weil sie Angst davor habe, zurückgewiesen zu werden und dann ganz allein zu sein. Schwierig werde es immer, wenn sie diese nicht erspüren könne, manchmal ginge sie anderen auch regelrecht damit auf den Wecker, dass sie niemals eigene Vorstellungen oder Vorschläge äußere. Wenn Konflikte oder offensichtliche Probleme aufträten, sei sie davon vollkommen überfordert, habe das Gefühl alles falschzumachen, finde die Situation unerträglich und versuche, sie zu vermeiden. Im Kontakt ist Klaudia sehr höflich, freundlich, aufmerksam und zugewandt. Aus ihrer Biografie berichtet sie, dass ihr Vater sehr jähzornig und aggressiv gewesen sei. Ihre Mutter habe sich ihm lange unterworfen, und sei von ihm häufig geschlagen worden. Klaudia selbst habe stets versucht, sich unsichtbar zu machen, und sei so seinem Zorn oft entkommen. Die Mutter habe sich getrennt, als Klaudia 10 Jahre alt war. Danach sei die Mutter sehr depressiv und hilflos gewesen, Klaudia habe jahrelang in dcr Angst gelebt, dass ihre Mutter die Situation nicht überstehen würde. Sie habe deshalb alles getan, um es der Mutter zu erleichtern und ihr Wohlbefinden zu verbessern.

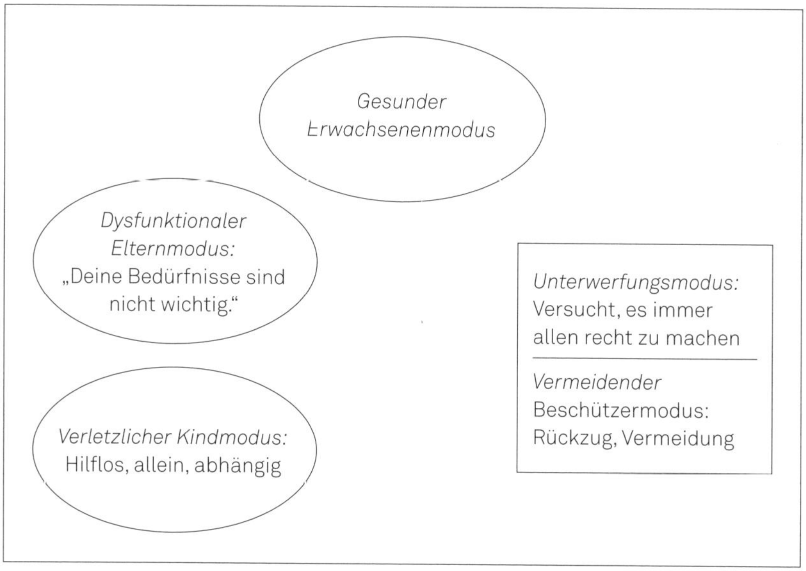

Abbildung 2: Modusmodelle von Klaudia

Im Modusmodell in Abbildung 2 werden Angst vor Alleinsein und Hilflosigkeit als vulnerabler Kindmodus konzeptualisiert. Biografischer Hintergrund des strafenden und schuldinduzierenden Elternmodus sind der aggressive Vater sowie die hilflose und emotional fordernde Mutter. Auf Seiten der Bewältigungsmodi liegt einerseits als dependenter Unterwerfungsmodus die konstante Ausrichtung auf die Bedürfnisse anderer vor; wenn doch Konflikte auftreten, wird ein vermeidender Bewältigungsmodus aktiviert.

3.3.6 Zwanghafte Persönlichkeitsstörung

Perfektionistischer Kontrollmodus

Bei Patienten mit zwanghafter Persönlichkeitsstörung steht der Bewältigungsmodus der übermäßigen perfektionistischen Kontrolle im Vordergrund, mit der Fehler, schuldhaftes Verhalten oder Missgeschicke vermieden werden sollen. Zusätzlich liegen bei diesen Patienten häufig auch narzisstische Bewältigungsmodi vor, da die Betroffenen andere Menschen in der Regel für weniger gründlich oder zuverlässig halten als sich selbst.

Typische Modi der zwanghaften Persönlichkeitsstörung

- *Einsamer Kindmodus.*
- *Fordernder und/oder strafender Elternmodus.*
- *Übermäßige perfektionistische Kontrolle:* Ist übermäßig gründlich und perfektionistisch, um Fehler zu vermeiden. Dies ist auch in den diagnostischen Kriterien der ICD-10 abgebildet.
- *Narzisstische Selbstüberhöhung:* Wertet sich selbst auf und andere ab, weil andere weniger perfektionistisch und genau sind als man selbst.

3.3.7 Paranoide Persönlichkeitsstörung

Durch misstrauischen und strafenden Modus charakterisiert

Typisch für die paranoide Persönlichkeitsstörung ist der Bewältigungsmodus der übermäßigen paranoiden Kontrolle. In Behandlung begeben sich die Betroffenen allerdings selten wegen der paranoiden Muster. Häufiger sind Alkoholprobleme als Behandlungsanlass, die mit dem vermeidenden Beschützermodus, der ebenfalls als typisch betrachtet wird, verbunden sind.

Typische Modi der paranoiden Persönlichkeitsstörung

- *Verlassener/missbrauchter Kindmodus.*
- *Wütender Kindmodus.*
- *Strafender Elternmodus.*
- *Übermäßige paranoide Kontrolle:* Spiegelt die störungstypischen paranoiden Erlebens- und Handlungsmuster wider, entspricht den diagnostischen Kriterien der ICD.
- *Vermeidender Beschützermodus:* Sozialer Rückzug, häufig auch Alkoholprobleme.

3.3.8 Forensische Patienten

Dissoziale, narzisstische und emotional instabile Modi

Forensische Patienten stellen insofern einen Spezialfall dar, als mit dem forensischen Modusmodell nicht eine spezifische Störung abgebildet werden soll, sondern das kriminelle (sozial auffällige) Verhalten, das den Behandlungsanlass darstellt. Allerdings liegt bei einem Großteil forensischer Patienten eine oder mehrere Persönlichkeitsstörungen, darunter häufig dissoziale

Persönlichkeitsstörungen, aber auch narzisstische und emotional instabile (Borderline) Persönlichkeitsstörungen vor. Entsprechend muss das forensische Modusmodell für den individuellen Patienten gegebenenfalls um die für diese Störungen typischen Modi ergänzt werden.

Typische Modi von forensischen Patienten

- *Vulnerable und wütende Kindmodi.*
- *Dysfunktionale Elternmodi.*
- *Schikane und Angriff:* Gezielte Aggression, um andere einzuschüchtern und eigene Bedürfnisse durchzusetzen, steht häufig im Zusammenhang mit Gewaltdelikten.
- *Beutemodus:* Kalte Aggressivität, um Widersacher aus dem Weg zu räumen; steht häufig in Zusammenhang mit kalt geplanten Gewalt- oder Tötungsdelikten.
- *Betrugsmodus:* Spielt anderen gewünschtes Verhalten vor, um eigene Ziele zu erreichen; lügt und betrügt, steht häufig in Zusammenhang mit Betrugsdelikten oder Hochstapelei.

4 Behandlung

4.1 Überblick

Modusspezifische Therapieziele formulieren

Der erste Schritt in der Behandlung ist die Erstellung und Diskussion des Moduskonzeptes mit dem Patienten. In der Folge werden in der Arbeit mit jedem Modustyp jeweils spezifische Ziele angestrebt, die jeweils selbstverständlich individuell umgesetzt werden müssen. *Vulnerable Kindmodi* sollen in der Therapie gefördert werden. Der Patient soll sich diesen Anteilen verstärkt zuwenden, ihre Bedürfnisse anerkennen und Selbstfürsorge verbessern. Traumatische Erfahrungen müssen prozessiert und korrektive Erfahrungen ermöglicht werden. *Wütende und ärgerliche Kindmodi* werden in der Therapie gegebenenfalls ventiliert, die mit ihnen verbundenen Bedürfnisse validiert und nach angemesseneren Wegen zum Ausdruck dieser Bedürfnisse gesucht. Patienten mit stark unterdrücktem Ärger sollen in der Regel eher lernen, diesen stärker zu spüren. Die Bedürfnisse von *impulsiven und undisziplinierten Kindmodi* werden in der Therapie anerkannt; allerdings muss der Patient auch lernen, sie zu begrenzen, und kurzfristigen Belohnungsaufschub in den Diensten längerfristiger Ziele auszuhalten. *Dysfunktionale Elternmodi* sollen abgeschwächt, gegebenenfalls sogar bekämpft werden. Wenn sie sehr destruktiv sind, sollen diese Modi aus dem psychischen System des Patienten entfernt und durch gesündere Werte und Standards ersetzt werden. *Dysfunk-*

tionale Bewältigungsmodi werden angesprochen, Patienten werden mit diesen Modi empathisch konfrontiert, die Notwendigkeit der Bewältigung sowie die Form der Bewältigungsmodi werden validiert und die Funktionalität dieser Modi wird erörtert. In der Folge wird nach gesünderen Wegen gesucht, auf denen Patienten ihre Bedürfnisse erreichen können, sodass Bewältigungsmodi langfristig reduziert werden können. Der *gesunde Erwachsenenmodus* und der *fröhliche Kindmodus* sollen in der Therapie in jeder Hinsicht gestärkt werden (vgl. Abbildung 3; vgl. auch die Karte „Schematherapie: Überblick über die Behandlung" am Ende des Buches).

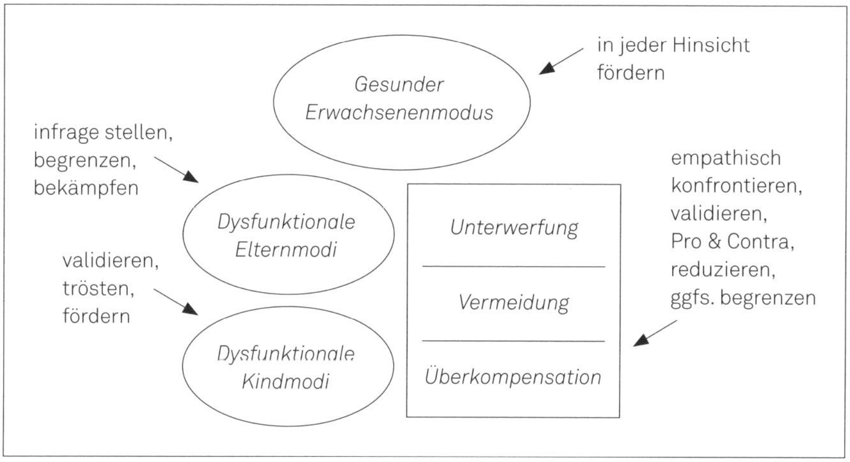

Abbildung 3: Behandlungsziele (nach Jacob & Arntz, 2011, S. 89; Abdruck erfolgt mit freundlicher Genehmigung des Beltz-Verlages, Weinheim)

Kognitive, emotionale und behaviorale Interventionsebenen

Diese Ziele können mit verschiedenen Methoden angestrebt werden, die sich auf verschiedenen Ebenen des Erlebens und der Intervention ansiedeln lassen. Neben kognitiven und behavioralen Methoden wird in der Schematherapie ein großer Schwerpunkt auf den Einsatz emotionsfokussierender Methoden gelegt. Zudem wird in der Therapiebeziehung „begrenzte elterliche Fürsorge" (limited reparenting) ausgeübt, in der Zuwendung und aktive Unterstützung nach Bedarf verbunden wird mit dem Setzen von Grenzen.

4.1.1 Kognitive Techniken

Auf der kognitiven Ebene können alle gängigen Techniken der kognitiven Therapie (Hautzinger & Pössel, 2017) eingesetzt werden, um die Gültigkeit von Schemata und Modi auf der kognitiven Ebene zu hinterfragen und alternative Kognitionen aufzubauen. Methoden wie Reframing, die Diskussion von schemakongruenten Denkfehlern, die Erörterung von Vor- und Nachteilen von Bewältigungsmodi sowie Psychoedukation bezüglich der Bedürfnisse von Kindern und der biografischen Entwicklung von Schemata werden häufig verwendet. Der Einsatz einer jeweils spezifischen kognitiven Technik wird wiederum davon abhängig gemacht, in welchem Modus sich ein Patient aktuell befindet bzw. welche Modi für ein aktuell im Fokus stehendes Problemverhalten zentral sind. Bei starker Beteiligung vulnerabler Kindmodi ist auf der kognitiven Ebene häufig Psychoedukation zu normalen Bedürfnissen von Kindern und zum biografischen Hintergrund des vulnerablen Kindmodus angebracht. In diesem Kontext werden negative Gefühle validiert und das damit häufig einhergehende Schwarz-Weiß-Denken reduziert. Beim Auftreten *wütender und ärgerlicher Kindmodi* wird der Hintergrund der Wut oder des Ärgers besprochen. Die Angemessenheit dieser Gefühle wird grundsätzlich validiert; bezüglich des evtl. übermäßigen Ausmaßes, in dem sie ausgedrückt werden, wird nach Alternativen gesucht. Im Zusammenhang mit *impulsiven und undisziplinerten Kindmodi* muss auf der kognitiven Ebene die Bedeutung von Disziplin und der Fähigkeit zum Belohnungsaufschub besprochen werden. Die Diskussion von Schuld und Verantwortung im Zusammenhang mit Missbrauch oder Parentifizierung ist eine wichtige kognitive Technik in der Arbeit mit *dysfunktionalen Elternmodi.* Diese gehen zudem mit typischen Denkfehlern einher, die diskutiert werden sollten. Beim Auftreten dysfunktionaler Bewältigungsmodi sind auf der kognitiven Ebene die Validierung dieser Modi, die Erörterung ihrer biografischen Entstehung, und das Erstellen von Pro- und Contra-Listen zu Vor- und Nachteilen dieser Modi indiziert. Kognitionen, die sich dem gesunden Erwachsenenmodus zuordnen lassen, werden in jeder Therapiesituation verstärkt (vgl. Abbildung 4).

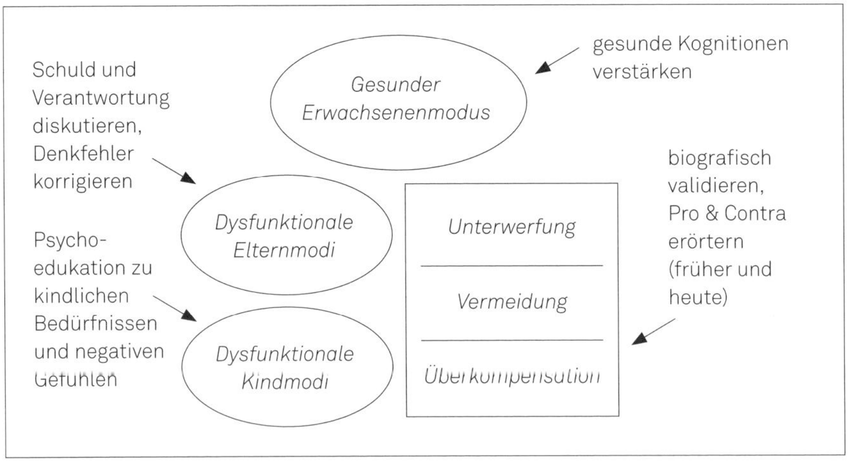

Abbildung 4: Kognitive Techniken (nach Jacob & Arntz, 2011, S. 90; Abdruck erfolgt mit freundlicher Genehmigung des Beltz-Verlages, Weinheim)

Kognitive Techniken werden im Folgenden u. a. in den Kapiteln 4.2 (Psychoedukation zum Modusmodell), 4.3 (Pro- und Contra-Listen zum Bewältigungsmodus), 4.4.3 (Psychoedukation bei vulnerablen Kindmodi) und 4.6 (Kognitive Techniken in der Arbeit mit dysfunktionalen Elternmodi) ausführlicher dargestellt.

Kognitive Techniken sind wichtige Intervention

4.1.2 Behaviorale Techniken

Verhaltensorientierte Techniken

Auch bei den verhaltensorientierten Techniken wird das gesamte Repertoire der KVT eingesetzt. Eine wichtige Rolle spielen z. B. Rollenspiele zum Einüben eines angemessenen Ausdrucks eigener Bedürfnisse und Gefühle, Stimuluskontrolle zur Reduktion von impulsiven Kindmodi oder alle behaviorale Interventionen zur Behandlung der Depression wie soziales Kompetenztraining, Aktivierung und der Aufbau von positiven oder sportlichen Aktivitäten. Verhaltensorientierte Techniken werden häufig „unterfüttert" mit emotionsfokussierenden Techniken wie beispielsweise imaginativen Übungen. Hinsichtlich des Einsatzes von Exposition mit Reaktionsverhinderung wird allerdings genau geprüft, ob emotionsfokussierende Techniken, insbesondere imaginatives Überschreiben, nicht eine schonendere und gegebenenfalls sogar wirksamere Alternative darstellen könnten. Darüber hinaus lassen sich Expositionsübungen auch mit imaginativen Techniken verbinden, etwa wenn die negativen Gefühle, die bei der Exposition von Zwangssymptomen auftreten (häufig neben Angst auch Traurigkeit, Scham oder Ekel), mit imaginativem Überschreiben behandelt werden. Auf verhaltensorientierte Techniken wird in diesem Band weniger im Detail eingegangen; in den entsprechenden Abschnitten wird jeweils auf geeignete Programme verwiesen, die auf der behavioralen Ebene gewinnbringend eingesetzt werden können (vgl. Abbildung 5).

Die Behandlung *vulnerabler Kindmodi* kann verhaltensorientiert unterstützt werden durch das Fördern von Kontakten und interpersoneller Nähe mit Personen, die auf die Bedürfnisse des Patienten eingehen und eine positive Beziehung anbieten. Mit *wütenden und ärgerlichen Kindmodi* sollte verhaltensorientiert ein angemessener Ausdruck von Frustration und Ärger geübt werden. Wenn *impulsive und undisziplinierte Kindmodi* in der Problematik eine Rolle spielen, sind verhaltenstherapeutische Techniken wie Stimuluskontrolle, der Aufbau von disziplinierten Verhaltensweisen und das Üben von Belohnungsaufschub indiziert. Bei stark *dysfunktionalen Elternmodi* ist auf der Verhaltensebene die Reduktion von Perfektionismus, der Aufbau von potenziell erfolgreichen Aktivitäten und Ersetzen von Selbstbestrafung durch positive Verstärkung und Unterstützung zentral. Korrespondierend dazu wird der *gesunde Erwachsenenmodus* verhaltenstherapeutisch durch den Aufbau gesunder erwachsener Aktivitäten und eines angemessenen erwachsenen Lebensstils gestärkt.

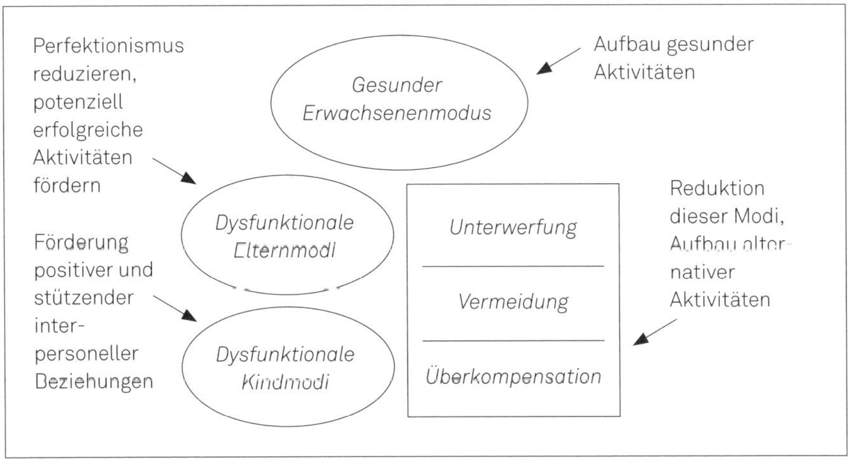

Abbildung 5: Behaviorale Techniken (nach Jacob & Arntz, 2011, S. 92; Abdruck erfolgt mit freundlicher Genehmigung des Beltz-Verlages, Weinheim)

4.1.3 Emotionsfokussierte Techniken

Emotionsfokussierte Techniken stellen einen Schwerpunkt der schematherapeutischen Behandlung dar, da die intensiven negativen Emotionen des vulnerablen Kindmodus als Kern der Problematik betrachtet werden. In emotionsfokussierten Übungen sollen Patienten lernen, Traurigkeit und Wut zu prozessieren, zu ertragen, auszudrücken und ihre damit verbundenen Bedürfnisse ernster zu nehmen. Zudem sollen unangemessene Emotionen wie Scham, Schuld, Ekel oder Selbsthass, die aus ungünstigen Kindheitserfahrungen resultieren, reduziert und ersetzt werden durch angemessenere und adaptive Emotionen. Zentrale emotionale Techniken sind das sogenannte imaginative Überschreiben und Stuhldialoge sowie Rollenspiele mit verschiedenen (biografischen) Figuren. Diese Interventionen wurden beispielsweise in der Gestalttherapie oder im Psychodrama entwickelt. In der Schematherapie mit Persönlichkeitsstörungen werden sie in einer sehr strukturierten Art eingesetzt, sodass die Patientin nicht von den emotionalen Prozessen ihrer vulnerablen Kind- und dysfunktionalen Elternmodi überflutet werden kann. Dadurch sind diese Techniken auch für Patienten mit sehr schweren Störungen nutzbar, für die sie bei dem weniger strukturierten Vorgehen anderer Therapieverfahren bisher eher als kontraindiziert galten.

Bei starken *vulnerablen Kindmodi* ist imaginatives Überschreiben zum Heilen verletzlicher Gefühle und zum Aufbau von Gefühlen der Sicherheit und Geborgenheit von größter Bedeutung. *Wütende und ärgerliche Kindmodi* können in Stuhldialogen die Möglichkeit zum Ausdruck von Wut und Ärger erhalten, *impulsive und undisziplinierte Kindmodi* werden in Stuhldialogen auch

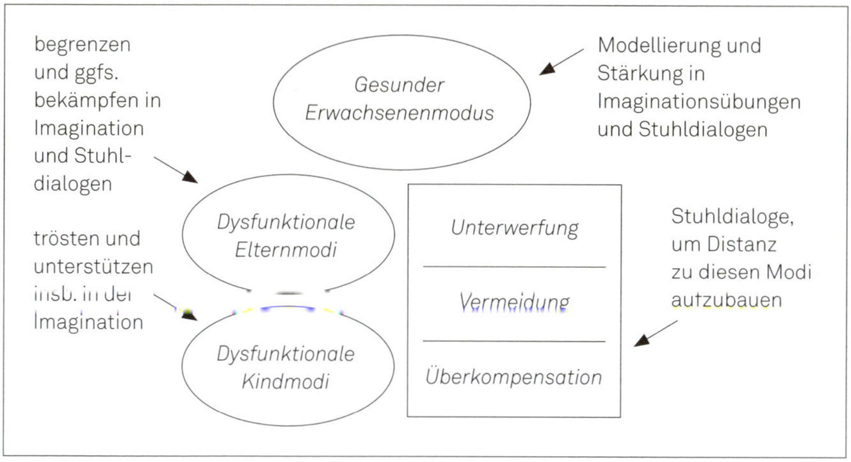

Abbildung 6: Emotionsfokussierte Techniken (nach Jacob & Arntz, 2011, S. 91; Abdruck erfolgt mit freundlicher Genehmigung des Beltz-Verlages, Weinheim)

begrenzt. *Dysfunktionale Elternmodi* werden in Stuhldialogen und im imaginativen Überschreiben begrenzt und bekämpft, sodass sich der Patient von diesen Anteilen entlastet fühlen kann. In der Arbeit mit *dysfunktionalen Bewältigungsmodi* geht es insbesondere in Stuhldialogen darum, diesen Modi gegenüber eine emotionale Distanz aufzubauen, sodass sie das Erleben des Patienten weniger dominieren. Der *gesunde Erwachsenenmodus* wird in allen emotionsfokussierten Verfahren beteiligt (z. B. als Helferfigur beim imaginativen Überschreiben, und mit einem eigenen Stuhl in Stuhldialogen), gestärkt und unterstützt (vgl. Abbildung 6).

Emotionsfokussierte Techniken

Beim *Imaginativen Überschreiben* werden problematische Emotionen durch das imaginative Hineinversetzen in emotional belastende Situationen – meist traumatische Kindheitserinnerungen – vertieft (Seebauer & Jacob, 2021). In der Folge wird die imaginierte Situation so verändert, dass die Bedürfnisse des Kindes in der Situation befriedigt werden und Gefühle von Scham, Schuld, Bedrohung etc. ersetzt werden durch Sicherheit, Schutz und Trost. Diese Technik ist sehr ausführlich in Kapitel 4.4.2 dargestellt.

In *Stuhldialogen* werden Dialoge zwischen verschiedenen Modi durchgeführt, die dabei auf verschiedenen Stühlen dargestellt werden. Dabei sollen einerseits wichtige Emotionen zum Ausdruck gebracht werden, die sonst eher gehemmt werden – insbesondere solche Gefühle, die dem ärgerlichen oder verletzlichen Kindmodus zugeordnet werden können. Darüber hinaus sollen Patienten in Stuhldialogen lernen, ihren dysfunktionalen Elternmodus zu begrenzen und den gesunden Erwachsenenmodus zu stärken. Stuhldialoge werden insbesondere im Kapitel 4.6 ausführlich beschrieben.

4.1.4 Therapiebeziehung

Die Therapiebeziehung wird dem Modus des Patienten angepasst

In der Therapiebeziehung stellt die Therapeutin sich auf die Schemata und Modi der Patientin ein, indem sie beispielsweise emotional deprivierten Patienten besonders warmherzig begegnet. Andererseits überträgt sie beispielsweise stark dependenten Patienten besonders gezielt und explizit Verantwortung und Entscheidungen, um ihre zu geringe Autonomie zu fördern. In jedem Fall bespricht die Therapeutin im Rahmen der empathischen Konfrontation mit der Patientin ihre dysfunktionalen Beziehungsmuster (vgl. Abbildung 7).

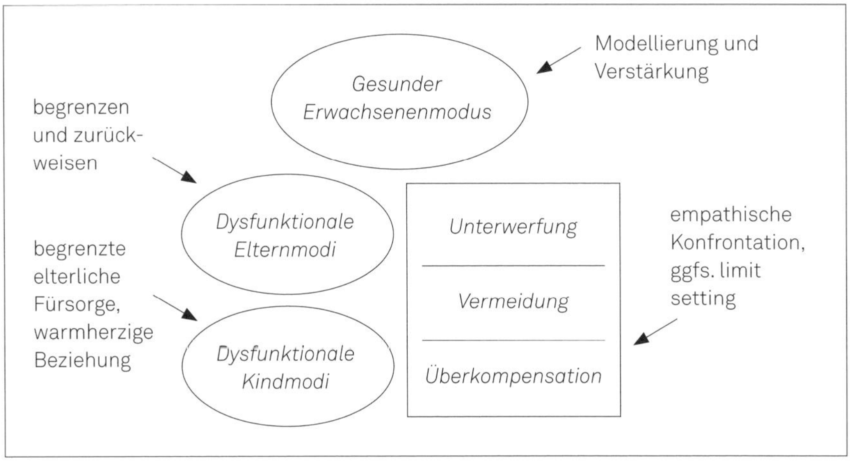

Abbildung 7: Techniken der Beziehungsgestaltung (nach Jacob & Arntz, 2011, S. 93; Abdruck erfolgt mit freundlicher Genehmigung des Beltz-Verlages, Weinheim)

Zentrale Techniken in der Gestaltung der Therapiebeziehung

Fürsorge, Konfrontation, Grenzziehung

Mit der Technik der *empathischen Konfrontation* spricht die Therapeutin dysfunktionale interpersonelle Muster der Patientin sehr direkt an. Empathisch wird sie dadurch, dass einerseits der Tonfall sehr warmherzig und verständnisvoll ist, und andererseits Verständnis für diese Muster durch Herleitung aus der Biografie der Patientin gezeigt wird.

Klaudia, wir haben schon öfters besprochen, dass Sie in Ihrer Kindheit gelernt haben, sich völlig zurückzuziehen und möglichst unsichtbar zu machen, um schwere Krisen und Probleme abzuwenden. Deshalb machen Sie das auch heute in allen Ihren Beziehungen, natürlich auch in unserer Beziehung. Das führt aber dazu, dass ich Ihnen gar nicht helfen kann, weil ich Ihre Bedürfnisse gar nicht kennenlernen kann. Deshalb ist es sehr wichtig, dass wir Wege finden, wie Sie dieses Muster in unserer Beziehung verändern können.

Limited reparenting (begrenzte Nachbeelterung) bedeutet, dass die Patientin in der Therapiebeziehung in einem begrenzten Rahmen die Fürsorge erfährt, die ihr als Kind gefehlt hat. Es wird davon ausgegangen, dass die Patientin diese Erfahrung benötigt, um tiefgehende emotionale Veränderungen anstoßen zu können. Selbstverständlich wird im Verlauf der Therapie die Fürsorge durch den Therapeuten Schritt für Schritt durch Selbstfürsorge und das Äußern von Bedürfnissen in anderen Beziehungen ersetzt.

Limit setting (Grenzen setzen) ist ein Teil der begrenzten elterlichen Fürsorge. Eltern müssen ihre Kinder nicht nur versorgen, sondern ihnen auch realistische Grenzen und Disziplin beibringen. Wenn sich Patienten in der Therapie dysfunktional verhalten, z. B. aggressiv auftreten, den Therapeuten nicht zu Wort kommen lassen oder Abmachungen wiederholt nicht einhalten, muss der Therapeut diesem Verhalten Grenzen setzen, so wie es ein Elternteil tun würde.

Wichtig ist eine gut balancierte Mischung aus Fürsorge, empathischer Konfrontation und dem Setzen von Grenzen. Wenn ein Patient negativ auf empathische Konfrontation oder das Setzen von Grenzen reagiert, oder die Fürsorge des Therapeuten infrage stellt, sollte der Therapeut das schematherapeutische Konzept der Therapiebeziehung erläutern und dem Patienten anhand dessen erklären, warum er genau diese Beziehungsangebote macht. Es sollte auf jedem Fall mit dem Patienten reflektiert werden, wie diese Angebote bei ihm „ankommen", ob er davon profitieren kann und wie das Vorgehen gegebenenfalls verändert werden sollte.

Transparenz in der Beziehungsgestaltung

Beachte

Die Therapiebeziehung ist in der Schematherapie keine „geheime Agenda" des Therapeuten, die dem Patienten bei Bedarf nicht offen kommuniziert werden könnte. Wenn der Patient das Beziehungsangebot infrage stellt, wird dies zunächst nicht pathologisiert, sondern die Gestaltung der Therapiebeziehung und die damit verbundenen Ziele werden transparent erläutert. Auch die Grenzen der Therapiebeziehung werden bei Bedarf offen diskutiert.

Bezüglich der Gestaltung der Therapiebeziehung unterscheidet sich Schematherapie deutlich von anderen psychotherapeutischen Verfahren, insbesondere auch von der KVT. So ist etwa der Dialogstil bei der Diskussion der Aussagen des Elternmodus mit persönlichkeitsgestörten Patienten in der Regel nicht „sokratisch", da davon ausgegangen wird, dass der gesunde Erwachsenenmodus des Patienten zu schwach ist, um beispielsweise selbstabwertenden Aussagen des strafenden Elternmodus gesunde Alternativen gegenüberzustellen. Stattdessen modelliert der Therapeut im Dialog den gesunden Erwachsenenmodus, indem er aktiv Vorschläge für alternative Kognitionen macht, und er verstärkt gesunde Vorschläge des Patienten intensiv auch unter Einbezug der Beziehungsebene (z. B. „Tolle Idee! Das sehe ich genauso!").

Gestaltung der Therapiebeziehung gegenüber den verschiedenen Modustypen

- *Vulnerable Kindmodi:* Warmherziges Beziehungsangebot, begrenzte elterliche Fürsorge.
- *Wütende und ärgerliche Kindmodi:* Gibt Möglichkeit zum Ventilieren, gegebenenfalls limit setting.
- *Impulsive und undisziplinierte Kindmodi:* Limit setting.
- *Dysfunktionale Elternmodi:* Werden vom Therapeuten zurückgewiesen, wenn sie auftreten, z. B. in Stuhldialogen und Imaginationsübungen.
- *Dysfunktionale Bewältigungsmodi:* Empathische Konfrontation, gegebenenfalls limit setting.
- *Gesunder Erwachsenenmodus:* Verstärkung, Modellierung in der Therapie.

4.2 Erstellen des Fallkonzeptes und Psychoedukation

Zu Beginn der Behandlung wird das Modusmodell mit dem Patienten erarbeitet und besprochen (vgl. hierzu auch die „Patienteninformation" im Anhang, S. 92). Dies entspricht dem Vorgehen in der KVT, an deren Beginn eine ausführliche Verhaltensanalyse mit Erklärung, Problem- und Zielformulierung steht.

Fallbeispiel: Sandra (Forts.) – Besprechung des Modusmodells

Das folgende Gespräch findet in der dritten Sitzung mit Sandra statt. Der Therapeut zeichnet das Modusmodell auf ein Flipchart, während er es erklärt.

Th.: Sandra, nach unseren ersten Gesprächen möchte ich Ihnen erklären, wie ich Ihre Problematik aus schematherapeutischer Sicht beschreiben würde. Wir gehen davon aus, dass Menschen gewissermaßen verschiedene Anteile haben, die mit ganz unterschiedlichen Gefühlen oder Verhaltensweisen verbunden sind. Das ist ganz normal, jeder Mensch kennt das in gewissem Grad. Schwierig wird es dann, wenn manche Teile mit sehr intensivem Leid verbunden sind. Ein ganz wichtiger Teil von Ihnen ist nach diesem Konzept die Seite, in der Sie sich so verletzlich, wertlos und alleine fühlen, wie ein kleines Kind. Verstehen Sie, was ich damit meine?

Pat.: Ja, wenn ich alleine bin und nicht kiffe oder Computerspiele, dann fühle ich mich unerträglich elend und traurig.

Th.: Genau! Wie alt fühlt sich dieser Teil ungefähr an?

Pat.: Ziemlich klein, wie 6 oder 7.

Th.: Das kann ich mir vorstellen! Können wir das die „traurige kleine Sandra“ nennen? Kann es sein, dass Sie deshalb so häufig sexuelle Affären haben, die Sie eigentlich nicht möchten, weil die kleine Sandra sich so nach Nähe sehnt?

Pat.: Ja, das kann schon sein. Obwohl es total bescheuert von mir ist, ich weiß ja, dass ich da keine Nähe bekomme. So blöd kann man doch gar nicht sein, sich das von solchen Affären zu versprechen! Andere müssen das ja auch nicht machen!

Th.: Jetzt grade kommt ein anderer Teil zum Vorschein, den wir im Schematherapie-Konzept den strafenden Anteil nennen. Dass Sie sich selbst völlig bescheuert finden, weil Sie ein ganz normales Bedürfnis haben. Ich denke, dieser Anteil kommt daher, dass Ihr Vater so aggressiv war und Ihr Großvater Sie missbraucht hat – beides vermittelt einem Kind, dass es schlecht ist, so wie es ist, auch wenn es nur ein ganz normales und liebenswertes Kind ist.

Pat.: Naja, ich weiß nicht. Ich habe das Gefühl, ich bin einfach so schlecht.

Th.: Können wir das vielleicht mal mit einem Fragezeichen festhalten? Dass Sie eine Seite haben, die sich selbst bestraft und abwertet und vielleicht etwas mit Ihrer Familie zu tun haben könnte?

Pat.: Mit Fragezeichen, okay.

Th.: Gut. Und dann haben Sie gerade noch einen anderen wichtigen Teil angesprochen, den wir in diesem Konzept einen Bewältigungsanteil nennen. Wenn Sie kiffen oder Computerspielen, oder auch Alkohol trinken oder dissoziieren, dann können Sie die Gefühle der kleinen Sandra einigermaßen vermeiden.

Pat.: Ja, das macht Sinn.

Th.: Was fällt Ihnen noch ein, was zu dieser Bewältigung oder Vermeidung von Gefühlen gehören könnte?

Pat.: Wenn ich nicht zur Arbeit gehe und stattdessen im Bett bleibe. Manchmal schlafe ich den ganzen Tag. Manchmal bin ich auch wie eine Maske, lächle freundlich auf der Arbeit, aber eigentlich geht es mir völlig elend.

Th.: Ganz genau, super Beispiele, genau das würde auch zu diesem Anteil gehören. Wir nennen den oft den distanzierten Beschützer, weil er Sie vor Ihren Gefühlen beschützt, wie finden Sie die Bezeichnung?

Pat.: Ich würde sagen, ich beame mich damit einfach weg.

Th.: Okay, wunderbar, der Anteil, der sich wegbeamt! – Was jetzt noch fehlt: Sie haben natürlich auch eine gesunde Seite, mit der Sie einiges erreichen können. Sie schaffen es immer wieder, neue Jobs zu finden, obwohl das sehr stressig ist. Sie kommen in Therapie, weil Sie so nicht weitermachen wollen, und Sie können sich jetzt gerade ganz gut mit mir unterhalten. Wie stark fühlen Sie sich jetzt grade weggebeamt?

Pat.: Ein bisschen, aber es geht.

Th.: Genau diese Seite, die es schafft, nicht weggebeamt zu sein, obwohl wir über Gefühle und Probleme reden, würden wir die große erwachsene Sandra nennen, ist das in Ordnung?

Pat.: Ich habe zwar nicht das Gefühl, dass ich irgendetwas hinbekomme, aber in Ordnung.

...

Im Anschluss gibt der Therapeut Sandra eine Aufzeichnung ihres Modusmodells mit, damit sie darüber noch einmal in Ruhe nachdenken kann. In der nächsten Stunde erläutert er in groben Zügen das Vorgehen in der Behandlung.

Differenzen bezüglich des Modusmodells

Das Modusmodell sollte einerseits sehr strukturiert vermittelt werden. Andererseits muss es für den Patienten nachvollziehbar und bedeutsam sein, daher muss es im Diskurs mit dem Patienten entwickelt werden. Es kommt vor, dass zu Beginn der Behandlung Therapeut und Patient divergierende Ansichten bezüglich bestimmter Modi haben. Patienten mit BPS z. B. finden es zu Beginn der Behandlung oft schwierig, den strafenden Elternmodus anzuerkennen, weil dieser Modus so stark ist, dass Sie eher der Ansicht sind, dass sie einfach wirklich schlecht seien. Patienten mit Überkompensation finden es zu Beginn der Behandlung hingegen oft schwierig, die Existenz eines vulnerablen Kindmodus anzuerkennen, weil dies mit der Überkompensation nicht in Einklang zu bringen ist. Andererseits kann es sein, dass sich die Therapeutin in der Einschätzung der Funktionalität bestimmter Muster zu Beginn der Behandlung irrt. Der Patient sollte eine echte Möglichkeit erhalten, solche Irrtümer zu korrigieren. Im Falle von Divergenzen sollten diese also thematisiert werden. Manchmal ist es die beste Lösung, sich darauf zu einigen, dass in bestimmten Punkten keine Einigkeit besteht und dass darauf im Lauf der Therapie wieder zurückgekommen werden sollte.

Beachte

Wenn bezüglich mancher Modi zu Beginn der Therapie keine Einigkeit besteht, sollte dies offen besprochen werden und im Verlauf der Therapie darauf zurückgekommen werden.

Frühzeitige Einführung emotionsfokussierender Techniken

Im Anschluss an die Diskussion des Modusmodells gibt die Therapeutin einen allgemeinen Überblick über die Behandlung (vgl. dazu auch die Karte „Schematherapie: Überblick über die Behandlung" am Ende des Buches). Dabei ist es wichtig, die zentralen Strategien, Ziele und Vorgehensweisen zu erläutern. Insbesondere hinsichtlich emotionsfokussierter Techniken ist es oft wenig sinnvoll, diese zu Beginn der Behandlung im Detail zu diskutieren, bevor die Patientin damit Erfahrungen sammeln konnte. Stattdessen kann es jedoch sehr hilfreich sein, kurze emotionsfokussierende Techniken bereits während der ersten Sitzungen durchzuführen, um der Patientin einen Eindruck davon zu vermitteln und sie von Anfang an an diese Art des therapeutischen Vorgehens zu gewöhnen. Möglichkeiten bieten sich hier insbesondere mit diagnostischen Imaginationsübungen (zu Imaginationsübungen vgl. Kapitel 4.4) oder mit kurzen Demo-Stuhldialogen (zu Stuhldialogen vgl. Kapitel 4.6).

Fallbeispiel: Sandra (Forts.) – Kurzer Demo-Stuhldialog

Das folgende Gespräch findet in der vierten Sitzung statt, nachdem das Modusmodell besprochen wurde. Der Therapeut erläutert das therapeutische Vorgehen und erwähnt, dass der strafende Elternmodus reduziert werden sollte.

Pat.: Das kann ich mir überhaupt nicht vorstellen, wie das gehen soll! Erstens bin ich noch nicht sicher, ob das überhaupt ein Modus ist, und zweitens ist der Anteil so stark, der hat doch immer das Sagen!

Th.: Woran merken Sie denn z. B. jetzt in der Sitzung, dass der immer das Sagen hat?

Pat.: Der sagt z. B. die ganze Zeit, dass ich viel zu bescheuert bin, um das alles zu verstehen, und dass es ja schön und gut klingt, sich um die kleine Sandra zu kümmern, aber die hat das überhaupt nicht verdient.

Th.: Danke, dass Sie das sagen! Darf ich Ihnen mal kurz eine Technik demonstrieren, mit der sich dieser Teil oft doch reduzieren lässt, wenn man länger damit arbeitet? Wir nennen das Stuhldialog, kennen Sie das?

Pat.: Nein, kenne ich nicht.

Th.: Dann zeige ich es Ihnen mal nur ganz kurz. *(Stellt zwei Stühle auf.)* Auf diesem Stuhl sitzt der strafende Elternmodus, und hier der gesunde Erwachsene, können Sie sich das kurz vorstellen? – *(Setzt sich auf den Stuhl des gesunden Erwachsenen und spricht mit energischer Stimme.)* Strafender Anteil, ich sag dir mal was: Sandra ist überhaupt nicht zu blöd, um hier irgendwas zu kapieren, z. B. hat sie das Modell schon so gut verstanden, dass sie ganz genau erklären kann, wie es bei ihr funktioniert! Und du hältst jetzt mal die Klappe, sie macht das nämlich klasse! *(Steht auf und stellt den Stuhl des Elternmodus in die Ecke des Raumes.)* Wie finden Sie das?

Pat.: Interessant, fühlt sich irgendwie gut an. Aber ich kann mir nicht vorstellen, dass ich den je loswerde.

Th.: Hervorragend, dass Sie spüren können, dass es sich gut anfühlt. Das wird natürlich lange dauern, bis wir diesen Anteil richtig reduziert haben. Aber genau das ist der Mechanismus: Wenn Sie zunehmend spüren können, dass es gut ist, für Ihre eigenen Bedürfnisse und Rechte einzustehen, dann wird der Elternmodus mit der Zeit auch schwächer. Leuchtet Ihnen das ein?

Pat.: Theoretisch schon.

Th.: Das finde ich im Moment schon mal sehr gut, wie gesagt, das wird Zeit brauchen.

Wenn Patienten zu Behandlungsbeginn in der Therapiesituation einen sehr starken Bewältigungsmodus aufweisen, ist es manchmal kaum möglich, das Modusmodell wie dargestellt mit ihnen auf der kognitiven Ebene zu besprechen. In diesen Fällen kann ein Stuhldialog mit dem Bewältigungsmodus als Einstieg in dieses Thema besser geeignet sein (vgl. Kapitel 4.3).

4.3 Umgang mit Bewältigungsmodi

Arbeit mit Bewältigungsmodi am Beginn der Behandlung

Die Arbeit mit Bewältigungsmodi steht gerade zu Beginn der Therapie häufig im Mittelpunkt. Gerade bei Patienten mit Persönlichkeitsstörungen und/oder einem schlechten Ansprechen auf frühere KVT-Behandlungen sind Bewältigungsmodi oft sehr stark aktiviert. Damit schützen sie sich vor den negativen Emotionen, die im Kern ihrer Problematik stehen. Sie treten jedoch weder mit ihren Gefühlen und Bedürfnissen noch mit dem Therapeuten in einen konstruktiven Kontakt, der für eine Veränderung Voraussetzung wäre. Daher muss zu Beginn der Behandlung der Bewältigungsmodus benannt und diskutiert werden, und nach Wegen zur Reduktion des Modus gesucht werden, zunächst in der Therapiebeziehung und langfristig auch in anderen Beziehungen. Für viele Patienten ist es zunächst wichtig, ihren Bewältigungsmodus überhaupt wahrzunehmen, bevor sie beginnen können, ihn zu reduzieren.

Therapeutische Beziehung gegenüber Bewältigungsmodi

In der Therapiebeziehung verhält sich die Therapeutin beim Auftreten von Bewältigungsmodi nach Möglichkeit fürsorglich, um den Bewältigungsmodus gewissermaßen zu beruhigen bzw. die Abwehr dadurch überflüssig zu machen, dass sich der Patient nicht bedroht fühlt. Wenn ein Bewältigungsmodus allerdings sehr stark mit dem therapeutischen Gespräch interferiert, kann es unter Umständen notwendig sein, diesen anzusprechen und explizit zu begrenzen, um überhaupt einen therapeutischen Kontakt zu ermöglichen.

Beispiele für Bewältigungsmodi, die gegebenenfalls explizit begrenzt werden müssen

Im Rahmen von vermeidenden Bewältigungsmodi:
- Schwere Dissoziation und/oder völliges Verstummen der Patientin.
- Kaum unterbrechbares Klagen oder Jammern, z.B. über Schmerzen, über widrige Lebensumstände oder über andere Personen.

Im Rahmen eines Unterwerfungsmodus:
- Kaum unterbrechbares Lamentieren darüber, was die Patientin für andere tun muss (z.B. für den Chef, für den Partner).
- Völliges „Hängen an den Lippen des Therapeuten", eine eigene Meinung ist der Patientin nicht zu entlocken.

Im Rahmen von Überkompensationsmodi:
- Durchgängiger Bully- und Attackmodus, d.h., die Patientin greift ununterbrochen lautstark den Therapeuten, die Klinik oder andere Personen oder Einrichtungen an.
- Schwere narzisstische Überkompensation, d.h. der Patient äußert sich fortwährend abwertend über die Therapeutin, die Therapie oder die therapeutische Einrichtung.
- Ausgeprägte übermäßige Kontrolle, d.h. die Patientin korrigiert die Therapeutin unablässig und kontrolliert jedes ihrer Worte.

Anwendung empathischer Konfrontation

Wenn die Therapeutin einen Bewältigungsmodus explizit anspricht, um ihn zu unterbrechen, muss dies im Rahmen der empathischen Konfrontation geschehen, d.h., die Therapeutin validiert den Bewältigungsmodus vor seinem biografischen Hintergrund und spricht gleichzeitig unmissverständlich seinen dysfunktionalen Charakter an:

Fallbeispiel empathische Konfrontation

Herr M., ich möchte Sie bitte einmal unterbrechen. Seit Beginn unseres Gespräches vor etwa 10 Minuten regen Sie sich die ganze Zeit sehr über den Oberarzt und das Pflegeteam auf. Wenn ich dazu etwas sagen möchte oder das Gespräch in etwas ruhigeres Fahrwasser lenken möchte, dann sprechen Sie noch lauter und schneller. Ich finde das schwierig, weil ich nicht das Gefühl habe, dass wir so in ein konstruktives Gespräch kommen könnten, das evtl. für Sie auch hilfreich sein könnte. Nach dem wenigen, was ich bisher über Ihre Kindheit weiß, haben Sie sich Ihrem Vater immer sehr ausgeliefert gefühlt und haben früh gelernt, dass Angriff die einzige mögliche Verteidigung ist. Möglicherweise fühlen Sie sich im Moment dem Team auch ausgeliefert und reagieren deshalb mit diesem Muster. Das wäre gut verständlich. Aber es ist nicht hilfreich und ich möchte Sie bitten, es zu unterbrechen und sich ruhiger mit mir zu unterhalten.

Bei Patienten, die mit dieser Konfrontation (immer noch) nicht gut erreicht werden können, kann ein Stuhldialog zwischen dem Bewältigungsmodus und dem gesunden Erwachsenenmodus sehr hilfreich sein, um in einen Austausch über das Wesen des Bewältigungsmodus zu kommen. Dazu stellt die Therapeutin zwei Stühle für diese beiden Modi auf und führt einen Stuhldialog durch (vgl. dazu Kapitel 4.6). Es hat sich bewährt, diese Stühle nicht sofort mit den Namen dieser Modi zu belegen, sondern sie eher als die aktuell verschiedenen Perspektiven des Patienten und der Therapeutin einzuführen:

> Herr M., Sie sind sehr verärgert über das Team und ich kann das teilweise verstehen und habe trotzdem im Moment den Eindruck, dass ich Ihnen nicht helfen kann, wenn wir das Gespräch so weiterführen. Ich möchte gerne diese beiden Perspektiven einmal gemeinsam mit Ihnen in einem Stuhldialog beleuchten, um vielleicht zu einer Lösung zu kommen. Auf diesem Stuhl möchte ich Sie bitten, mit Ihrem aktuellen Ärger Platz zu nehmen und ganz aus der Perspektive dieses Ärgers zu sprechen, wie Sie das jetzt auch schon tun. Dann möchte ich Sie bitten, auf diesen Stuhl hier zu wechseln, und hier aus meiner Sicht, oder einfach einer Sicht von außen, auf diesen Ärger zu schauen.

Stuhldialog mit Bewältigungsmodus

Wenn ein Patient zu einer ausgeprägten Aktivierung dysfunktionaler Bewältigungsmodi neigt, reicht in der Regel ein einmaliger Stuhldialog oder ein einmaliges Besprechen dieses Themas nicht aus. Häufige Wiederholung ist hier für nachhaltige Lernprozesse besonders wichtig.

Biografischen Hintergrund herausarbeiten

Die wichtigsten therapeutischen Techniken zur Behandlung von Bewältigungsmodi sind jedoch in der Regel kognitive Techniken. Es ist sehr wichtig, mit Patienten genau zu erörtern, wie der Bewältigungsmodus biografisch entstanden ist. Sehr häufig hatten Patienten als Kinder subjektiv keine Alternative zu ihrem Bewältigungsmodus. So musste sich Klaudia als Kind unsichtbar machen und dem Vater unterwerfen, weil sie von ihrer Mutter keinen Schutz erhielt und zudem unterwerfendes Verhalten von der Mutter modelliert bekam. Auch für Sandra gab es als Kind keine Alternative zur Unterwerfung unter den Missbrauch, und als sie erwachsen wurde, war Betäubung mit Alkohol oder Cannabis häufig der einzige Weg, Aufgaben zu erfüllen, die von ihr verlangt wurden.

Typische Entwicklungsbedingungen von ungünstigen Bewältigungsmodi

- Bewältigungsmodus war die einzige Möglichkeit, mit Belastungen wie Gewalt oder sexuellem Missbrauch zurechtzukommen; z.B. Dissoziation, um Missbrauch zu ertragen.

- Elternfiguren boten keinen Schutz vor Belastungen; z. B. Mutter wusste von dem Missbrauch, hatte aber selbst Angst vor dem Täter.
- Elternfiguren modellierten Bewältigungsmodus; z. B. Mutter nahm vor der Tochter Benzodiazepine, wenn sie aufgewühlt war, und tolerierte den Benzodiazepin-Gebrauch der Tochter bereits im Alter von 10 Jahren.
- Täter wies dem Kind die Schuld am Missbrauch zu, und das Kind traute sich deshalb nicht, andere Personen einzuweihen.
- Der Bewältigungsmodus bot die einzige Möglichkeit, sich in der Familie durchzusetzen; z. B. aggressive Überkompensation in einer Familie, in der alles mit verbaler oder physischer Gewalt geregelt wurde.

Eine weitere zentrale kognitive Technik in der Behandlung von Bewältigungsmodi sind Pro- und Contra-Listen, in denen die Vor- und Nachteile des Bewältigungsmodus aufgelistet werden (vgl. Tabelle 3). Dabei kann nach Vorteilen, die der Bewältigungsmodus früher hatte, und solchen, die er heute noch hat, unterschieden werden. In der Regel fallen Patienten zunächst viele Vorteile des Bewältigungsmodus ein. Dies ist gewünscht, da es der subjektiven Realität des Patienten entspricht und zudem der Bewältigungsmodus so sehr umfassend validiert wird. Dies macht die folgende Diskussion von Nachteilen und kritischen Aspekten leichter. Die Aufgabe des Therapeuten bei dieser Diskussion besteht darin, sehr strukturiert das Ziel zu verfolgen, Vor- und Nachteile des Bewältigungsmodus festzuhalten. Ein Merkmal von Bewältigungsmodi ist in der Regel, von zentralen Themen abzulenken; hier muss die Therapeutin entgegensteuern. Bei dieser Diskussion ist zu beachten, dass bei vermeidenden Bewältigungsmodi der Schutz vor negativen Gefühlen meist den wesentlichen Vorteil des Bewältigungsmodus darstellt. Überkompensierende Bewältigungsmodi hingegen werden zusätzlich durch Gefühle von Macht, eine Besonderheit zu sein, Kontrolle, Dominanz etc. verstärkt, die mit der Überkompensation verbunden sind. Diese mächtigen Verstärker müssen bei der Diskussion der Vor- und Nachteile unbedingt berücksichtigt werden.

Beispiel: Sandra (Forts.) – Erstellung einer Pro- und Contra-Liste

Tabelle 3: Vor- und Nachteile des distanzierten Beschützermodus von Sandra

Vorteile	Nachteile
• Wenn ich kiffe, Alkohol trinke oder PC-Spiele spiele, fühle ich mich nicht schlecht. • Nur mit Alkohol oder Cannabis kann ich intime Kontakte ertragen; ohne diese Hilfsmittel könnte ich gar keine Nähe zu anderen Menschen herstellen.	• Wenn ich in diesem Modus bin, kann ich keine echte Nähe zu anderen Menschen herstellen, dadurch bleibe ich einsam. • Meine wahren Bedürfnisse kann ich nicht artikulieren in diesem Modus, ich spüre sie nicht einmal.

Tabelle 3: Fortsetzung

Vorteile	Nachteile
• Wenn ich betäubt oder dissoziiert bin, können mich andere Menschen nicht verletzen, weil sie mich gar nicht erreichen. • Wenn ich im distanzierten Beschützermodus bin, kann ich (z. B. auf der Arbeit) funktionieren, obwohl es mir sehr schlecht geht. • Ich wirke cool und souverän in diesem Modus auch in Situationen, in denen ich eigentlich unsicher bin. • Ich bin diesen Modus gewöhnt und fühle mich alleine deshalb in ihm relativ sicher.	• Wenn ich diesen Modus nicht ändere, dann wird sich an meiner emotionalen Problematik vermutlich nichts ändern. • Wenn ich betäubt sexuelle Affären beginne, schäme ich mich hinterher dafür. • Andere halten mich für ein Flittchen und nehmen mich weniger ernst, als eigentlich gut für mich wäre.

Zu Beginn der Therapie ist es notwendig, für eine geraume Zeit immer wieder explizit mit dem Bewältigungsmodus zu arbeiten, um den Patienten dafür zu sensibilisieren und den Bewältigungsmodus allmählich zu reduzieren. Mit zunehmendem Vertrauen des Patienten in den Therapeuten und fortschreitender emotionsfokussierter Arbeit wird es in der Regel zunehmend möglich, Bewältigungsmodi zu überwinden, indem direkt der Grund für die aktuelle Aktivierung des Bewältigungsmodus erfragt wird („direct bypassing").

Fallbeispiel: Sandra (Forts.) – „direct bypassing" des Bewältigungsmodus

Die Therapeutin hat mit Sandra zu Beginn der Therapie ausführlich über ihren distanzierten Beschützermodus gesprochen und es ist gut gelungen, den Modus in der therapeutischen Beziehung zu reduzieren. Seit mittlerweile einem halben Jahr stehen emotionsfokussierte Methoden, insbesondere imaginative Techniken, im Vordergrund der Behandlung. In eine dieser Sitzungen kommt Sandra und wirkt stark dissoziiert, was schon länger nicht mehr vorgefallen ist. Da bereits eine gute Vertrauensbasis besteht, versucht die Therapeutin, den Modus durch „direct bypassing" zu umgehen: „Sandra, Sie wirken heute wieder mal richtig dissoziiert. Das kam ja schon länger nicht mehr vor. Ich nehme an, dass irgendetwas Belastendes vorgefallen ist, was diesen Modus wieder aktiviert hat. Können Sie sagen, was passiert ist, dass Sie so dissoziieren müssen?"

4.4 Umgang mit vulnerablen Kindmodi

Die Behandlung vulnerabler Kindmodi ist immer ein zentraler Inhalt einer schematherapeutischen Behandlung. Die Überwindung von Bewältigungsmodi dient in der Therapie zuallererst dem Ziel, in Kontakt mit vulnerablen Kindmodi zu kommen und diese zu behandeln. Die emotionale Problematik des Patienten soll damit in ihrem Kern behandelt und so weit wie möglich geheilt werden. Zudem soll der Patient lernen, sich diesen eigenen Anteilen fürsorglicher zuzuwenden und besser für die eigenen Bedürfnisse, die damit assoziiert sind, zu sorgen. Langfristig sollen so auch solche Beziehungen intensiviert werden, die den Bedürfnissen des Patienten gut entsprechen, und solche Beziehungen abgebaut werden, die dies im Gegenteil nicht tun.

Vulnerable Kindmodi stehen im Zentrum der Behandlung

4.4.1 Beziehungsgestaltung mit begrenzter Nachbeelterung

Wenn vulnerable Kindmodi auftreten, wendet sich die Therapeutin diesen fürsorglich und warmherzig zu. Dieses Prinzip ist immer handlungsleitend, unabhängig davon, ob der Kindmodus in der Sitzung spontan aktiviert wird (z. B. wenn die Patientin anfängt zu weinen) oder ob er in einer emotionsfokussierten Übung aktiviert wird (z. B. in Form eines mentalen Bildes vom Patienten als Kind in einer Imaginationsübung, oder als vulnerable Gefühle in einem Stuhldialog).

Fallbeispiel: Sandra (Forts.) –
Beispiele für „begrenzte Nachbeelterung" des verletzten Kindmodus

- *Kindmodus tritt spontan in der Sitzung auf:* Nach einigen Sitzungen kann Sandra zunehmend offener davon berichten, was aktuell in ihrem Leben passiert. Sie erzählt von einer Affäre, die sie begann, weil sie sich nach einem Gespräch mit ihrer Mutter sehr verlassen und zurückgewiesen fühlte. Dabei beginnt sie erstmals in der Therapie zu weinen. Die Therapeutin validiert diese Gefühle: „Sandra, ich bin sehr froh, dass Sie mir darüber erzählen können. Diese Gefühle, die jetzt hochkommen, sind sehr wichtig und wir sollten sie sehr ernst nehmen."
- *Kindmodus in der Imagination:* Zum Gefühl der Verlassenheit wird eine Imaginationsübung durchgeführt, in der der alkoholisierte Vater die kleine Sandra anschreit und zurückweist. Die Therapeutin betritt die Imagination, weist den Vater zurecht und nimmt die kleine Sandra mit zu sich nach Hause, wo sie sie gut versorgt.

- *Kindmodus im Stuhldialog:* In einem Stuhldialog mit vulnerablem Kindmodus, strafendem Elternmodus und gesundem Erwachsenen spürt Sandra die Gefühle der kleinen Sandra auf dem entsprechenden Stuhl. Die Therapeutin nimmt den Stuhl der gesunden Erwachsenen ein und spricht tröstend zur kleinen Sandra, wobei sie ihr versichert, dass sie wichtig und liebenswert ist.

Nachbeelterung kann sich auf die Sitzungen beschränken

Zur begrenzten elterlichen Fürsorge kann auch gehören, dass die Therapeutin sich um die Patientin etwas mehr kümmert, als dies im Rahmen einer Psychotherapie üblich ist. Dazu kann beispielsweise gehören, der Patientin bei Bedarf ein Kuscheltier aus dem Therapieraum als Übergangsobjekt mit nach Hause zu geben oder ihr in kritischen Situationen telefonisch oder per E-Mail zur Verfügung zu stehen. Sehr hilfreich können Audioaufnahmen von Botschaften für den vulnerablen Kindmodus sein, die die Patientin beispielweise auf dem Handy speichert und daheim als Hausaufgabe anhören kann.

Telefonische Erreichbarkeit nicht entscheidend

Kontrovers wurde in diesem Zusammenhang diskutiert, ob es notwendig ist, dass Schematherapeuten für Patienten außerhalb normaler Telefonzeiten telefonisch erreichbar sind, da dies für viele Therapeuten hoch aversiv ist. In einer Studie von Nadort et al. (2009) zeigte die telefonische Erreichbarkeit des Therapeuten außerhalb üblicher Bürozeiten keinen signifikanten Effekt auf die Wirksamkeit einer schematherapeutischen Behandlung bei Patienten mit BPS. Daher wird dies nicht mehr als unbedingt notwendig erachtet.

Grenzen der „begrenzten Nachbeelterung"

Allmähliche Verantwortungsübergabe an die Patientin

Mit begrenzter elterlicher Fürsorge bietet der Therapeut der Patientin ein Modell für Selbstfürsorge und das Ernstnehmen eigener Bedürfnisse und Gefühle an. Ziel der Therapie ist selbstverständlich, dass die Patientin dieses Modell internalisiert und die Fürsorge für sich selbst zunehmend selbst übernimmt. Dies wird z. B. in Imaginationsübungen dadurch gefördert, dass die Patientin zunehmend die Rolle der Helferin für ihren vulnerablen Kindmodus selbst übernimmt. Vergleichbar übernimmt sie in Stuhldialogen zunehmend die Rolle der gesunden Erwachsenen, die den Kindmodus tröstet und den Elternmodus bekämpft. Im Rahmen der transparenten Beziehungsgestaltung wird dies mit der Patientin auch besprochen.

Beachte

Die begrenzte elterliche Fürsorge des Therapeuten für den vulnerablen Kindmodus des Patienten wird im Verlauf der Therapie immer mehr dem Patienten selbst übertragen.

Erwartungen des Patienten an den Therapeuten

Therapeuten, die mit der schematherapeutischen Arbeit beginnen möchten, äußern oft die Befürchtung, dass Patienten die begrenzte elterliche Fürsorge zu wörtlich nehmen könnten, sodass zu hohe Erwartungen an die Therapiebeziehung beim Patienten geweckt werden könnten. Insbesondere die Übernahme der Helferrolle beim imaginativen Überschreiben (vgl. Kapitel 4.4.2) wird diesbezüglich oft kritisch gesehen. Unsere Erfahrung zeigt jedoch, dass dies in der Regel kein Problem darstellt. Im Gegenteil bieten therapeutische Techniken mit intensiver Nachbeelterung die Chance, die Erwartungen des Patienten an den Therapeuten explizit zu thematisieren. Wenn die Grenzen der Therapiebeziehung für Patienten belastend sind, kann dies in diesem Kontext gut zur Sprache kommen. Beziehungswünsche des Patienten an den Therapeuten, die über die übliche Therapiebeziehung hinausgehen (was übrigens nicht nur in schematherapeutischen Behandlungen vorkommt) werden normalisiert. Gleichzeitig wird klar festgestellt, dass sich die begrenzte elterliche Fürsorge tatsächlich nur auf die therapeutische Situation (und gegebenenfalls kurze zusätzliche Kontakte per E-Mail oder Telefon) beschränkt, auch wenn dies für den Patienten in manchen Situationen frustrierend sein kann.

Fallbeispiel: Sandra (Forts.) –
Ansprechen der Grenzen der therapeutischen Beziehung

Pat.: Am Wochenende war ich mal richtig sauer auf Sie. Es ging mir total schlecht und ich habe das Band mit der Imaginationsübung gehört, wo die kleine Sandra mit zu Ihnen nach Hause kommen darf. Das hat überhaupt nicht geholfen, ich bin nur sauer geworden, dass Sie daheim mit Ihrer echten Familie sitzen und mich mit so einem Band abspeisen. Wenn das fertig ist, bin ich ja doch wieder total alleine!

Th.: Das ist gut, dass Sie das ansprechen. Ich verstehe, dass das für Sie frustrierend sein kann, wenn Sie diesen Gegensatz erleben. Ich glaube auch, dass es für Sie wirklich besser und angenehmer wäre, wenn Sie wirklich zu meiner Familie kommen könnten, wenn Sie sich alleine fühlen. Aber tatsächlich würde das die Grenzen unserer Beziehung überschreiten. Deshalb wäre es vielleicht wichtig, dass Sie das Band eher dann anhören, wenn es Ihnen noch nicht ganz schlecht geht, sodass Sie davon profitieren können; und dass Sie es nicht anhören, wenn es Sie nur wütend macht, weil Sie sich damit abgespeist fühlen.

Emotionale Dependenz ist vorübergehend, funktionale Dependenz ist unerwünscht

In manchen Fällen treten bei der zunehmenden Übernahme von Eigenverantwortung bei Patienten Widerstände auf, die sich als abhängige Beziehungsmuster verstehen lassen. In solchen Fällen zieht es die Patientin – entweder wegen eines dependenten Kindmodus oder wegen eines dependenten unterwerfenden Bewältigungsmodus – vor, anderen die Verantwortung für ihr Wohlergehen zu belassen. In diesen Fällen wird in der Schematherapie unterschieden zwischen emotionaler und funktionaler Abhängigkeit. Während emotionale Abhängigkeit in der Therapiebeziehung vorübergehend als unproblematisch angesehen wird, wird die Patientin empathisch damit konfrontiert, dass funktionale Abhängigkeit in der Therapiebeziehung keinen Platz hat. Bezogen auf dependente Kindmodi beinhaltet begrenzte elterliche Fürsorge nicht nur Versorgung, sondern auch Ermutigung zu mehr Autonomie und Eigenverantwortung.

Emotionale vs. funktionale Dependenz

- *Emotionale Dependenz:* Die Patientin fühlt sich emotional vom Therapeuten abhängig, er ist für sie (vorübergehend) eine sehr wichtige Person, deren Verlust äußerst schmerzhaft wäre. Emotionale Abhängigkeit kann in der Therapie auftreten, insbesondere wenn die Arbeit mit dem vulnerablen Kindmodus beginnt und die Patientin daher sehr offen und verletzlich ist. In der Regel ist diese Abhängigkeit unproblematisch und vorübergehend.
- *Funktionale Dependenz:* Die Patientin hat das Gefühl, ohne den Therapeuten keine Entscheidungen treffen zu können und ihr Leben ohne ihn nicht gut leben zu können. Sie benötigt ihn für alltägliche Entscheidungen. Wenn funktionale Abhängigkeit in der Therapie eine Rolle zu spielen scheint, wird dies thematisiert, die Abgrenzung zur emotionalen Dependenz diskutiert und nach Wegen gesucht, wie die Patientin mehr Eigenverantwortung übernehmen kann.

4.4.2 Imaginatives Überschreiben

Imaginatives Überschreiben zur Veränderung negativer Gefühle

Imaginative Techniken werden sowohl diagnostisch als auch therapeutisch eingesetzt. Der Unterschied besteht lediglich darin, dass bei diagnostischen Imaginationsübungen die Übung nur bis zu dem Punkt durchgeführt wird, an dem der biografische Hintergrund der aktuellen emotionalen Problematik deutlich wird (d.h., nur Punkt 1 bis 3 des unten beschriebenen Schemas wird durchgeführt). Die folgenden Ausführungen beziehen sich schwerpunktmäßig auf therapeutische Imaginationsübungen mit Überschreiben (Imagery Rescripting, ImRS; siehe für einen Überblick Arntz, 2012, bzw. für ausführliche Erläuterungen Hackmann, Bennett-Levy & Holmes, 2012; vgl. auch Seebauer & Jacob, 2021: die Karte „Überblick: Imaginatives Überschreiben" am Ende des Buches gibt dazu eine knappe Anleitung).

Ziele und Wirkfaktoren von Imaginativem Überschreiben (ImRS)

- *Prozessieren belastender Emotionen:* Durch Gefühlsexposition in einem sicheren Kontext kann die Patientin die Erfahrung machen, dass sie die Gefühle aushalten kann; Vermeidung kann so reduziert werden.

- *Fürsorge erhalten und gesunde bindungsbezogene Gefühle erlernen:* Durch die fantasierte Fürsorge in der Überschreibungsphase der Übung haben manche Patienten zum ersten Mal das Gefühl, sicher zu sein und gut versorgt zu werden.
- *Reattribution:* Veränderung der Verantwortungszuweisung für Missbrauch weg von sich selbst, hin zu Tätern.
- *Veränderung der gefühlten Bedeutung auf der Ebene des „inneren Kindes":* Die Symptomatik traumaassoziierter Störungen (z. B. Flashbacks, Bedrohungs- oder Schemaerleben) findet auf einer kindlichen Erlebensebene statt. Durch die Einnahme der kindlichen Perspektive beim ImRS wird die Symptomatik auch auf dieser Erlebensebene verändert.
- *Verwandlung der Regel in die Ausnahme:* Wenn Kinder durch nahe Bezugspersonen missbraucht werden, lernen sie, diese Behandlung für normal zu halten. Diese Logik wird in ImRS-Übungen durchbrochen und die Betroffenen lernen auf der emotionalen Ebene, dass ihre Umgebung nicht normal war.

Ansatzpunkte für ImRS-Übungen

ImRS-Übungen eignen sich insbesondere zur Behandlung von trauma- oder missbrauchsassoziierten Emotionen wie Angst, Panik, Bedrohung, Scham, Schuld, Ekel, Ärger und Hilflosigkeit. Im Vergleich zu Exposition in sensu ohne Überschreiben zeigt sich eine gleich gute Wirkung auf Angst, während andere Emotionen, wie z. B. Ärger, durch ImRS deutlicher verbessert werden (Arntz, Tiesema & Kindt, 2007). Die klinische Erfahrung zeigt, dass sich mit ImRS Gefühle wie Scham, Schuld oder Bedrohung sehr effektiv und rasch reduzieren lassen. Beim Auftreten von Traurigkeit kann es hingegen eher indiziert sein, Traurigkeit zuzulassen, zu bearbeiten und Trauerarbeit anzustoßen. Das Angebot von Trost bei Traurigkeit ist hilfreich, reduziert Traurigkeit jedoch nicht in dem Maße wie die oben genannten Gefühle in ImRS-Übungen reduziert werden.

ImRS-Übungen folgen prinzipiell immer demselben emotionalen Prozess. Im Folgenden wird das Vorgehen beschrieben, wie es für die schematherapeutische Arbeit mit Patienten mit Persönlichkeitsstörung am typischsten ist. Dabei wird in der Regel von einer aktuellen emotional problematischen Situation ausgegangen, eine Affektbrücke zu einem biografischen Erinnerungsbild hergestellt, und dieses Bild mit einer Helferfigur überschrieben. Dieses Vorgehen kann einerseits insofern variiert werden, als direkt mit dem biografischen Erinnerungsbild begonnen werden kann. Viele Patienten berichten mit Bezug auf aktuell problematische emotionale Situationen spontan assoziierte bildhafte Erinnerungen, die dann auch direkt fokussiert werden können. Andererseits ist es auch möglich, aktuelle oder in der Zukunft liegende problematische Bilder imaginativ zu überschreiben, das Vorgehen entspricht genau dem Vorgehen mit Bildern aus der Vergangenheit.

Prozess bei ImRS-Übungen mit belastenden Kindheitserinnerungen

1. Entspannungsinstruktion.
2. Imagination einer aktuell emotional belastenden Situation, Vertiefung der Gefühle.
3. „Affektbrücke“ zu einer Kindheitserinnerung.
4. Imagination der Kindheitserinnerung, Vertiefung der Gefühle und Bedürfnisse.
5. Einführung einer Hilfsperson.
6. Überschreiben der Situation: Die Hilfsperson sorgt für Sicherheit und erfüllt die Bedürfnisse des Kindes.
7. Vertiefung der Gefühle von Sicherheit und Bindung.
8. Abschluss der Übung, gegebenenfalls Hausaufgaben.

1. Entspannungsinstruktion

Bei Entspannung nach Möglichkeit Augen schließen

Nach Möglichkeit sollten Patienten für ImRS-Übungen die Augen schließen, um sich möglichst intensiv in die mentalen Bilder und damit verbundenen Gefühle hineinzuversetzen. Wenn dies nicht möglich ist, kann ein fester Punkt fixiert werden und mit einer Entspannungsinstruktion bei offenen Augen begonnen werden. Die betreffenden Patienten sollten im Lauf der Therapie zunehmend ermutigt werden, die Augen doch zu schließen. Manche Therapeuten schätzen als Ausgangs- und Endpunkt der Übung ein Bild des sicheren Ortes. Dies ist möglich, jedoch nicht unbedingt notwendig.

2. Imagination einer aktuell emotional belastenden Situation

In der Feldperspektive werden stärkere Emotionen entwickelt

In diesem Schritt versetzen sich Patienten in eine aktuell belastende Situation, über die sie dem Therapeuten berichten. Sie sollen dazu die 1. Person Präsens verwenden, so als ob sie sich aktuell in der betreffenden Situation befänden. Wenn möglich, sollte die Situation aus der Feldperspektive vorgestellt werden, d.h. so als ob die Patientin die Situation aus ihren eigenen Augen sieht, da diese Perspektive einen intensiveren emotionalen Effekt hat. Auch hier kann es vorkommen, dass sich Patienten zu Beginn der Therapie kaum in die Feldperspektive begeben können; dann werden die ersten Übungen aus der Beobachterperspektive durchgeführt und mit der Patientin die schrittweise Einnahme der Feldperspektive geübt.

Zur Vertiefung der Emotionen sollten die beteiligten Emotionen direkt erfragt werden und andere Redebeiträge des Patienten im Gegensatz dazu nicht verstärkt werden. Auch die Wahrnehmung körperlicher Zustände (z.B. Kloß im Hals, Druck auf der Brust) ist geeignet zur Vertiefung der beteiligten Emotionen. Wenn eine Patientin an einem bestimmten Punkt dissoziiert (z.B. bei der Frage nach Körperempfindungen), wird in der Übung bis vor diesen Punkt zurückgegangen, zu einem Moment, in dem noch Gefühle spürbar sind, und die Übung unter Auslassung der dissoziationsauslösenden Frage fortgesetzt.

3. Affektbrücke

Wenn die an der aktuellen Situation beteiligten Gefühle deutlich spürbar sind, wird eine relativ allgemeine Instruktion für die Affektbrücke gegeben:

Die Affektbrücke in die Kindheit ist ein wichtiger Schritt

Bleiben Sie bei den Gefühlen, löschen Sie die aktuelle Situation vor Ihrem inneren Auge, und lassen Sie ein Bild aus Ihrer Vergangenheit hochkommen.

Häufig treten spontan belastende Erinnerungsbilder auf, die thematisch offensichtlich sehr gut zu den fokussierten Emotionen passen. Manchmal fällt es Patienten schwer, passende Bilder „abzurufen", oder kompensatorische Bilder tauchen auf. Diese Prozesse lassen sich in der Regel so lenken, dass – gegebenenfalls nach einigen „Schleifen" – doch geeignete Bilder auftreten.

Bei der Affektbrücke können verschiedene Schwierigkeiten auftreten, für die sich in der Regel ein Umgang finden lässt. Wenn einer *Patientin nicht sofort ein passendes Kindheitsbild einfällt,* ist es wichtig, ihr Zeit zu geben und das assoziative Suchen entspannt zu verstärken:

Lassen Sie sich Zeit und schauen Sie einfach, was kommt. Es gibt keine richtigen oder falschen Bilder, lassen Sie Ihrer Fantasie etwas Zeit und schauen Sie, was passiert.

Manchmal *tauchen nur vage Bilder auf, die keine deutliche emotionale Qualität besitzen.* In der Regel lässt sich zu solchen Bildern eine emotionale Qualität finden, wenn die Patienten gebeten werden, in die Feldperspektive des Kindes zu gehen, und ihre Emotionen erfragt werden (z. B. „Gehen Sie in das Bild hinein, können Sie es sich aus der Perspektiven der kleinen Maria vorstellen? Was passiert in dem Bild, wie geht es der kleinen Maria?"). Selbst wenn sich Patienten gar nicht an den Anlass des Bildes erinnern können, treten dann oft Gefühle auf. Wenn *verschiedene (vage) Bilder auftreten,* fordern Sie die Patientin auf, sich spontan einem der Bilder zuzuwenden. In der Regel entwickelt sich die passende emotionale Qualität. Es ist unproblematisch, das Bild zu wechseln, wenn sich statt des spontan gewählten doch ein anderes Bild mehr aufdrängt. Die Übung sollte dadurch aber nicht allzu „unruhig" werden.

Manchmal tritt auch *nach längerer „Suche" spontan kein Bild* auf. Hier können externe Anker genutzt werden, z. B. Kindheitsfotos. Oft entwickeln sich die passenden Gefühle, selbst wenn die Patienten ein beliebiges Bild verwenden

(z. B. „Können Sie sich an irgendein Bild aus Ihrer Kindheit erinnern? Vielleicht ein Klassen- oder Familienfoto? – Ein Bild von der Hochzeit Ihrer Cousine? – Bitte versetzen Sie sich in die kleine Maria in dem Bild, wie geht es ihr?“).

Ein unpassendes Bild tritt auf. „Unpassende Bilder“ in diesem Sinne sind häufig angenehme Szenen, z. B. das Kind spielt alleine im Garten, sitzt mit der Mutter im Wohnzimmer oder schleckt an einer Tafel Schokolade. Manchmal lassen sich aus solchen Bildern tatsächlich keine passenden Emotionen ableiten. Sehr häufig handelt es sich aber auch um Bilder, in denen die Patientin in ihrem Bewältigungsmodus ist (z. B. bleibt mit der Mutter im Wohnzimmer, weil sie um das Befinden der Mutter fürchtet, wenn sie das Wohnzimmer verlässt; isst heimlich Schokolade, um sich zu beruhigen). Um herauszufinden, ob es sich um ein kompensatorisches Bild handelt, und welche Emotionen kompensiert werden, sollte das Bild exploriert und versuchsweise verändert werden. Häufig werden dann die primären Emotionen deutlich.

Kompensatorische Bilder können verändert werden, bis Primäremotionen auftreten

Fallbeispiele: Klaudia und Sandra (Forts.) – Umgang mit kompensatorischen Bildern

- Klaudia „landet“ nach der Affektbrücke in einem Bild, bei dem sie als etwa 11-jähriges Mädchen mit ihrer Mutter im Wohnzimmer sitzt. Die Szene ist friedlich, Klaudia schmust mit ihrer Mutter und fühlt sich entspannt. Die Therapeutin vermutet, dass es sich um ein kompensatorisches Bild handelt. Sie fragt Klaudia, was die kleine Klaudia in dem Bild eigentlich gerne machen würde. Klaudia gibt spontan an, dass sie gerne draußen spielen gehen würde, weil das Wetter schön sei und die Nachbarskinder auf dem Spielplatz seien. Die Therapeutin bittet sie, sich das vorzustellen. Sobald die kleine Klaudia im Bild aufsteht und Anstalten macht, die Mutter zu verlassen, treten Angst- und Schuldgefühle auf. Die kleine Klaudia bekommt Angst und fühlt sich schuldig; sie befürchtet, dass es der Mutter schlecht gehen würde, wenn sie sie alleine lassen würde; im schlimmsten Fall könnte sie sich etwas antun. Damit werden die primären Emotionen, die in dem spontan berichteten Bild kompensiert wurden, deutlich; die Übung wird mit Fokus auf die nun aktivierten Angst- und Schuldgefühle fortgesetzt.
- Sandra landet in einer der ersten Imaginationsübungen in einem Bild, in dem die 10-jährige Sandra allein in der schützenden Gartenlaube der Großeltern sitzt und Schokolade isst. Sie fühlt sich „normal“. Die Therapeutin vermutet ein kompensatorisches Bild und fragt, woher die Schokolade kommt und was vorher passiert ist. Sandra berichtet, dass die kleine Sandra die Schokolade von ihrer Großmutter geklaut habe. Die Großmutter sei zum Einkaufen weggefahren und der Großvater habe die Gelegenheit genutzt, sie zu missbrauchen. Jetzt sucht sie Trost

und Schutz in der Gartenlaube und isst Schokolade, um sich zu beruhigen. Die Therapeutin schlägt vor, in die Missbrauchssituation zu gehen, die der Flucht in die Gartenlaube vorausging, und den Missbrauch imaginativ zu überschreiben.

4. Imagination der Kindheitserinnerung

Auch im Erinnerungsbild sollte die Patientin nach Möglichkeit die Feldperspektive des Kindes einnehmen. Im Folgenden werden die Situation und die damit verbundenen Gefühle so lange exploriert, bis die damit verbundenen Gefühle deutlich sind. Dann werden die Bedürfnisse des Kindes in der Situation erfragt und die Überschreibungsphase begonnen.

Beachte

ImRS ist kein Expositionsverfahren. Es ist ausreichend, dass die mit der Erinnerung verbundenen Gefühle aktiviert werden; hingegen ist es nicht notwendig, die Erinnerung (z. B. an sexuellen Missbrauch) vollständig wieder zu erleben. Wenn z. B. Gefühle der Bedrohung und Hilflosigkeit schon dadurch aktiviert werden, dass die Patientin die Schritte des Bruders auf der Treppe hört, ist dies ausreichend, und das Überschreiben kann an dieser Stelle begonnen werden.

5. Einführung einer Helferperson

Wahl der Helferfigur

Die Überschreibung von Kindheitserinnerungen erfolgt immer mit einer Hilfsperson. Die Wahl der Hilfsperson ist völlig frei, es kann sich sowohl um die Patientin als Erwachsene, um den Therapeuten, als auch um dritte Personen handeln, die entweder real sein können (z. B. liebevolle Großmutter) oder fiktional (z. B. eine Film- oder Märchenfigur). Eine reale Helferfigur kann beim Überschreiben in beliebigem Alter auftreten und es spielt auch keine Rolle, ob sie in der Realität tatsächlich noch lebt. Patienten mit sehr schwachem gesunden Erwachsenenmodus, z. B. Patienten mit einer BPS, benötigen in der Regel zu Beginn der Arbeit mit ImRS immer externe Helferfiguren, meist den Therapeuten. Bei Patienten mit stärkerem gesunden Erwachsenenmodus ist es möglicherweise bereits zu Beginn der Behandlung möglich, mit einer dritten Helferperson oder dem Patienten selbst als gesunden Erwachsenen das Überschreiben durchzuführen. Patienten mit geringem gesunden Erwachsenenmodus benötigen deshalb den Therapeuten als Helferfigur, weil sie sich u. U. überhaupt keine Figur vorstellen können, die mit ihrem vulnerablen Kindmodus liebevoll umgeht. Wenn die Therapeutin das Überschreiben selbst übernimmt, kann sie ein solches Verhalten sehr direkt modellieren, sodass die Patientin es selbst lernen kann.

Mögliche Helferperson beim imaginativen Überschreiben

- Patient mit sehr schwachem gesunden Erwachsenenmodus bzw. sehr geringer Ich-Stärke → Therapeut als Helferfigur.
- Patient mit etwas stärker ausgeprägtem gesunden Erwachsenenmodus → externe Helferfigur, z. B. warmherziges Familienmitglied oder fiktionale Figur.
- Patient mit relativ starkem gesunden Erwachsenenmodus → Patient selbst als Erwachsener als Helferfigur.

Beachte

Im Laufe der Behandlung geht die Rolle des gesunden Erwachsenen beim ImRS immer mehr auf den Patienten über. Wenn beispielsweise der Therapeut mehrfach das Überschreiben durchgeführt hat, wird der Patient im nächsten Schritt gebeten, sich externe Helferfiguren zu überlegen, und wiederum später aufgefordert, den vulnerablen Kindmodus als gesunder Erwachsener selbst zu schützen.

6. Überschreiben der Situation

Überschreiben schafft Sicherheit

In der Überschreibungsphase der Übung sorgt die Helferperson für Sicherheit und erfüllt imaginativ die Bedürfnisse des Kindes. Dazu sind grundsätzlich alle Mittel recht, solange sie geeignet sind, die negativen Gefühle des Kindmodus zu reduzieren und durch Sicherheit und Geborgenheit zu ersetzen. Entscheidend für die Wahl der Mittel ist, dass sie der Patient in der imaginierten Situation als erleichternd oder entlastend erlebt und dass sie so dem oben genannten emotionalen Prozess dienen. Die einzige Regel beim Überschreiben lautet darüber hinaus, dass die Hilfsperson immer gewinnen muss.

Typische Überschreibungsszenen für verschiedene Gefühle bzw. Bilder

- *Schwere Gewalt und Gefühl der Bedrohung,* z. B. bei physischem Missbrauch durch sadistischen Täter: Gegengewalt, evtl. Einbezug von weiteren mächtigen Personen, z. B. Polizisten, Soldaten, Actionhelden, um den Täter zu stoppen; Gefangennahme oder gegebenenfalls sogar Töten des Täters; Schutz des Kindes und Herausnahme aus der Situation in der Regel durch den Therapeuten.
- *Sexualisierte Gewalt und Scham:* Unschädlichmachen des Täters gegebenenfalls ebenfalls mit mächtigen Helfern; oft erleben Patienten hier auch ein öffentliches Anprangern des Täters als hilfreich, weil somit die Schuld auf den Täter attribuiert wird.

- *Missbrauch durch Eltern aufgrund von deren psychiatrischer Störung:* Versorgung des Elternteils mit angemessener psychiatrischer Behandlung; Suche nach einem guten Heim für das Kind.
- *Ausgeschlossensein,* z. B. von Peers oder Klassenkameraden: Unterstützung bei der Kontaktaufnahme, gemeinsame Aktivitäten mit Peers.
- *Mobbing oder Spott:* Stoppen des Täters, evtl. durch Hinweis auf seine eigenen Schwächen; hier können Fantasiefiguren wie Actionhelden sehr hilfreich sein.
- *Schuldgefühle,* z. B. weil sich ein Kind für die leidende Mutter verantwortlich fühlt: Verständnisvolle Konfrontation der Mutter mit der Überforderung des Kindes; Suche nach adäquater Unterstützung für die Mutter, Erfüllung von Spiel- oder Bindungsbedürfnissen des Kindes.
- *Emotionale Deprivation/Unwichtigsein,* z. B. weil ein Geschwister, das viel Ärger macht, immer mehr Aufmerksamkeit bekommt: Betonung der Bedeutung und der Bedürfnisse auch desjenigen Kindes, das keine Probleme macht.

Bei Bedarf im ImRS neue Mittel einsetzen

Die Wahl der Mittel beim Überschreiben sollte ständig mit dem Patienten überprüft werden. Wenn der Therapeut ein Mittel vorschlägt, das dem Patienten im Verlauf nicht zusagt, kann einfach „das Band zurückgespult" werden und ein anderes Mittel eingesetzt werden.

Fallbeispiel: Melanie

Melanie wurde auf dem Heimweg nachts überfallen und vergewaltigt und leidet unter einer PTBS-Symptomatik, die mit ImRS behandelt wird. In der Imagination taucht der Täter auf und Melanie möchte, dass er umgebracht wird, damit sie sich sicher fühlen kann. Der Therapeut schlägt vor, den Täter zu erschießen, womit Melanie zunächst einverstanden ist. Das Bild des toten Täters ist ihr jedoch sehr unangenehm, weil es so blutig ist. In der Übung wird „das Band zurückgespult", der Therapeut schlägt den Täter nieder, bindet einen Stein an seine Beine und wirft ihn in den nahen Fluss. Nun fühlt sich Melanie sehr erleichtert und hat keine negativen Gefühle mehr.

Kompensatorische Fantasien beim Überschreiben

Wie bei der Affektbrücke kann es auch in der Phase des Überschreibens vorkommen, dass die Patientin Mittel vorschlägt, die eher als Kompensationsstrategie denn als Erfüllung der primären Bedürfnisse des Kindmodus angesehen werden können (z. B. Flüchten, um dem gewalttätigen Vater zu entgehen). Die Therapeutin sollte dies nach Möglichkeit erkennen, gegebenenfalls ansprechen, und eine alternative Strategie vorschlagen, die eher der Erfüllung der primären Bedürfnisse entspricht (z. B. den Vater von zwei Polizisten festnehmen lassen, ihn der Gewalt anklagen und der gerechten Strafe zuführen).

Typische Vorschläge, die eher eine dysfunktionale Bewältigung darstellen

- *Vermeidung:* Vor dem Täter flüchten; sich alleine ins Zimmer zurückziehen; sich verstecken; in die (vermeidende) Tagtraumwelt des Patienten flüchten.
- *Unterwerfung:* Die Misshandlung hinnehmen mit einem Plan, wie sie möglichst abgekürzt werden kann.
- *Überkompensation:* „Cool tun"; als Kind dem Täter die kalte Schulter zeigen, so als ob einem der Missbrauch egal wäre.

7. Vertiefung der Gefühle von Sicherheit und Bindung

Im Anschluss an das Bekämpfen des Täters oder Begrenzen des schuldinduzierenden Elternmodus können positive Gefühle wie Sicherheit, Geborgenheit, Kontakt, versorgt zu werden, oder auch Spiel und Spaß vertieft werden. Am einfachsten ist es, das Kind in der Imagination zu fragen, was es gerne machen möchte, und dies dann imaginativ auszuführen.

Möglichkeiten zum imaginativen Vertiefen von Sicherheit und Bindung

- Mit dem Kind etwas Schönes unternehmen, z. B. in den Wald oder Park gehen, Eis essen gehen, ein Spiel spielen.
- Das Kind mit zum Therapeuten nach Hause nehmen und dort einziehen lassen.
- Kontakt mit anderen Kindern herstellen, z. B. auf dem Spielplatz.

8. Abschluss der Übung

Die Übung kann abgeschlossen werden, wenn das emotionale Ziel erreicht ist. Dabei ist bei Patienten mit sehr schweren Störungen nicht davon auszugehen, dass bereits die erste Übung zu stark ausgeprägten positiven Gefühlen und einem völligen Verschwinden der negativen Gefühle führt. Hierfür können häufige Wiederholungen wichtig sein. Die Übung kann abgeschlossen werden mit einem Anker für die positiven Gefühle (z. B. nach dafür passendem Symbol oder Lied suchen) oder auch mit der Hausaufgabe, die aufgezeichnete Übung wiederholt daheim anzuhören. Oft kann man eine ImRS-Übung jedoch auch zunächst einfach „stehen lassen" und prüfen, ob sich dadurch eher implizite emotionale Veränderungen beim Patienten zeigen, was relativ häufig der Fall ist.

Fallbeispiel: Sandra (Forts.) – ImRS zu sexuellem Missbrauch

ImRS bei sexuellem Missbrauch

Sandra berichtet von einem Konflikt am Arbeitsplatz. Ein Kollege hatte hinter ihrem Rücken abfällig über sie gesprochen und obwohl die restlichen Kollegen hinter ihr standen, fühlte sie sich dadurch vollkommen hilflos, bloßgestellt und voll ohnmächtiger Wut. In der ImRS-Übung versetzt sie sich zunächst in die Situation mit dem Kollegen; dabei wird das Gefühl von hilflosem Ausgeliefertsein und Scham besonders deutlich spürbar. Im Rahmen der Affektbrücke kommt sie zu einer Erinnerung an sexuellem Missbrauch durch den Großvater. In dem Bild war die Großmutter nicht daheim und der Großvater betrat ihr Zimmer. Ausgeliefert und beschämt fühlt sich die kleine Sandra auch deshalb, weil der Großvater sie als „schlechtes Mädchen" bezeichnete und ihr so die Schuld an dem Missbrauch gab. In dem Moment, in dem der Großvater das Zimmer betritt, werden diese Gefühle spürbar. Deshalb betritt die Therapeutin in diesem Moment ebenfalls das Zimmer. Da sich die kleine Sandra vor der Aggressivität des Großvaters fürchtet, bringt die Therapeutin vier starke Polizisten mit, die den Großvater mit Handschellen fesseln und ihn, da er häufig laut und jähzornig war, auch knebeln. Dann klagt ihn die Therapeutin für den Missbrauch an, weist ihm dafür die volle Schuld und Verantwortung zu und verurteilt ihn dafür hart. Die kleine Sandra möchte, dass dies auch vor ihrer Familie wiederholt wird, deshalb werden Großmutter und Mutter in die Szene dazu genommen und die Vorwürfe wiederholt. Dadurch ist Sandra sehr erleichtert. Allerdings fürchtet sie sich davor, bei ihrer Familie zu bleiben, da auch der Vater so unberechenbar ist, und die kleine Sandra und die Therapeutin den Großvater haben „auffliegen" lassen. Deshalb nimmt die Therapeutin Sandra mit in ihr Haus, zeigt ihr das Gästezimmer, in dem sie bei ihr wohnen kann und spielt zum Abschluss mit der kleinen Sandra und ihren eigenen gleichaltrigen Kindern Memory.

Fallbeispiel: Klaudia (Forts.) – ImRS mit depressiver Mutter

ImRS bei chronisch-depressiver Mutter

Klaudia hat eine Nachbarin, mit der sie losen Kontakt hat (Blumen gießen und sich um die Post im Urlaub kümmern), den sie so gerne beibehalten möchte. Die Nachbarin lädt Klaudia gelegentlich zum Kaffee ein und klagt dann ununterbrochen über die verschiedensten Beschwerden. Klaudia hat sich vorgenommen, solche Besuche auf maximal eine Stunde zu beschränken. In der Sitzung berichtet sie, dass sie es zum wiederholten Male nicht geschafft hat, sich „loszueisen", und zweieinhalb Stunden bei der Nachbarin blieb, obwohl sie dann die Einkäufe nicht mehr erledigen konnte, die sie eigentlich noch vorhatte, weil die Läden schon geschlossen hatten. Beim imaginativen Hineinversetzen in die Situation spürt sie Mitleid für die Leiden der Nachbarin, Verantwortung und starke Schuldgefühle beim Gedanken, sich zu verabschieden. Die Affektbrücke führt sie in eine Situation mit ihrer Mutter nach der Trennung von ihrem Vater. Die 12-jährige Klaudia möchte eine Klassenkameradin besuchen, aber die Mutter liegt weinend und depressiv auf dem Sofa und zeigt, dass sie sehr traurig ist, wenn Klaudia sie alleine lassen wird. Die kleine Klaudia hat Schuldgefühle und bleibt bei der Mutter. In der Überschreibungsphase kommt die Therapeutin in das Bild. Sie versichert der kleinen Klaudia, dass ihr Bedürfnis nach Kontakt mit ihrer Freundin gut und normal ist und dass es wichtig für sie ist, mit Gleichaltrigen ihre Zeit zu verbringen. Zudem erklärt sie ihr, dass sie die Verantwortung für ihre Mutter gar nicht übernehmen kann, weil diese ein schweres psychisches Problem hat, das nicht von der Tochter aufgefangen werden kann. Klaudia ist über diese Botschaften sehr erleichtert, macht sich allerdings Sorgen um die Mutter. Daher spricht die Therapeutin die Mutter freundlich an; sie erklärt ihr, dass sie aufgrund ihrer eigenen Biografie schwere psychische Probleme habe und deshalb unbedingt Hilfe in Anspruch nehmen müsse, und dass ihre Tochter diese Verantwortung nicht übernehmen könne und ihr faktisch gar nicht helfen könne. Die Mutter beginnt zu weinen und zeigt sich schwach und hilflos. Die Therapeutin bespricht daher mit ihr und Sandra, dass sie einen Klinikaufenthalt bräuchte und die kleine Sandra in dieser Zeit bei ihr wohnen könne. Sie bringt die Mutter mit Sandra zusammen in die Klinik und fährt Sandra danach zu ihrer Freundin, mit dem Versprechen, sie später wieder abzuholen und bei sich aufzunehmen.

4.4.3 Kognitive und behaviorale Techniken

Psychoedukation bei vulnerablen Kindmodi

Die bisher beschriebenen Strategien der Beziehungsgestaltung und emotionsfokussierten Techniken stehen in der Arbeit mit vulnerablen Kindmodi klar im Vordergrund. Sie lassen sich jedoch um kognitive und behaviorale Techniken ergänzen wie etwa die Reattribution von Schuld und Verantwortung oder die Diskussion von Denkfehlern, die Patienten im vulnerablen Kindmodus typischerweise machen. Ein wichtiges Element der kognitiven Arbeit mit vulnerablen Kindmodi ist Psychoedukation zur Entwicklung von Kindern und zur Angemessenheit von normalen Gefühlen und Bedürfnissen. Dabei soll vermittelt werden, dass Emotionen und Bedürfnisse etwas völlig Normales sind und dass ein Mensch nur dann psychisch gesund sein kann, wenn er sich diesen zuwendet und zumindest in einem gewissen Ausmaß für ihre Erfüllung sorgen kann. Psychoedukation kann im normalen Therapiegespräch eingesetzt werden, aber auch beispielsweise in Imaginationsübungen oder Stuhldialoge einfließen, wenn die Bedürfnisse des Kindmodus addressiert werden.

Wichtige Inhalte von Psychoedukation für vulnerable Kindmodi

- Kinder sind grundsätzlich liebenswert und wertvoll, auch wenn sie gelegentlich anstrengend sind oder Fehler machen – das ist im Gegenteil völlig normal.
- Kinder können keine schlechten Menschen sein, kein Mensch wird „schlecht" geboren.
- Wenn Kinder von ihren Eltern oder anderen Bezugspersonen missbraucht oder schlecht behandelt werden, ist dies die Schuld der Bezugspersonen und nicht die Schuld der Kinder.
- Möglicherweise lässt sich nachvollziehen, warum eine Person ein Kind schlecht behandelt, etwa weil sie selbst psychische Probleme hat – das entschuldigt die Misshandlung aber niemals!
- Wenn Eltern von einem Kind überfordert sind, dann müssen sich die Eltern Unterstützung holen. Es ist nicht die Aufgabe des Kindes, sich an die Möglichkeiten seiner Eltern anzupassen.
- Jeder Mensch und jedes Kind hat Bedürfnisse, z. B. nach Sicherheit und Bindung. Das ist ganz normal, und jeder Mensch hat grundsätzlich ein Recht darauf, dass diese Bedürfnisse erfüllt werden.
- Gefühle und Bedürfnisse sind niemals grundsätzlich schlecht.
- Wenn Kinder zentrale Bedürfnisse nicht erfüllt bekommen, können sie sich nicht gesund entwickeln.

Weiterhin können schriftliche Unterlagen eingesetzt werden, um die aus dem Kindmodus resultierenden Verzerrungen des Erlebens und Denkens im Alltag zu korrigieren. Hilfreich ist hier das sogenannte Schema-Memo, in dem das Erleben des Kindmodus zusammengefasst und in den biografischen Kontext gestellt wird und im Folgenden alternative Kognitionen und Verhaltensweisen erarbeitet werden. Mit dem Schema-Memo wird erarbeitet, welches das zentrale Gefühl in einer emotional schwierigen Situation darstellt, und mit welchen Schemata oder Modi dies assoziiert ist. Das Schema-Memo wird für solche Situationen angelegt, in denen Patienten zu ungünstiger Bewältigung greifen (z. B. sozialen Kontakt vermeiden, wenn sie sich verlassen fühlen). Daher wird im Anschluss an die Analyse der Bewältigungsreaktion nach alternativen, gesunden Umgangsweisen mit der Situation gesucht und im Schema-Memo Verhaltensalternativen festgehalten (vgl. Abbildung 8 sowie das „Arbeitsblatt: Schema-Memo" im Anhang, S. 91).

Aus dieser Arbeit ergibt sich auf der behavioralen Ebene insbesondere das Fördern von positiven Aktivitäten, mit denen sich die Patientin wichtige Bedürfnisse erfüllen kann. Hausaufgaben zum Aufbau solcher Aktivitäten sind dazu sehr wichtig. Dazu gehört insbesondere auch die Förderung von Beziehungen mit Personen, die günstig mit der Patientin umgehen. Grundsätzlich sind Techniken zur KVT der Depression (z. B. Hautzinger, 2021) oder zur Verbesserung des Selbstwertes (z. B. Potreck-Rose & Jacob, 2008) geeignet.

Arbeitsblatt: Schema-Memo

1. Das augenblickliche Gefühl identifizieren:

Im Moment fühle ich (Emotion) Schuld und Verantwortung

weil (Auslöser, Trigger) meine Nachbarin jammert und sie mir leid tut

2. Identifikation des Schemas/Modus:

Ich weiß, dass das wahrscheinlich dieser Modus ist: kleine Klaudia und schuldinduzierender Muttermodus

Diesen habe ich erworben, weil (Auslösesituation/Lerngeschichte) ich mich immer für meine Mutter verantwortlich gefühlt habe, wenn es ihr schlecht ging

Meine Reaktion ist oft (Vermeidung, Überkompensation, Erdulden) Unterwerfung – ich grenze mich nicht ab, obwohl das eigentlich sachlich kein Problem wäre

(typische Verhaltensweisen)

3. Realitätsprüfung:

Obwohl ich glaube, dass (negative Kognition) ich daran schuld bin, wenn es meiner Nachbarin schlecht geht

ist die Realität, dass (gesunder Gedanke) sie für sich selbst verantwortlich ist und gut etwas gegen ihre Probleme unternehmen könnte

Konkrete Beweise: Der Hausarzt verschreibt ihr immer Physiotherapie, aber sie geht nicht hin

4. Verhaltensalternativen:

Obwohl mir danach ist, (Verhalten im Modus) ihr zuzuhören und mich um sie zu kümmern

könnte ich auch (alternatives gesundes Verhalten) wie besprochen nach spätestens einer Stunde gehen – vielleicht ist sie sogar eher motiviert aktiv zu werden, wenn ich sie nicht immer bedauere!

Abbildung 8: Beispiel eines ausgefüllten Schema-Memos

4.5 Umgang mit ärgerlichen oder undisziplinierten Kindmodi

Umgang mit ärgerlichen, undisziplinierten Modi

In diesem Abschnitt werden Strategien im Umgang sowohl mit wütenden und ärgerlichen als auch mit impulsiven und undisziplinierten Kindmodi behandelt. Beiden ist gemeinsam, dass der Ausdruck oder das Durchsetzen eigener Gefühle und Bedürfnisse in überschießender Weise stattfindet. Dabei ist jedoch der Affekt, der jeweils mit den verschiedenen Modi verbunden ist, unterschiedlich. Während bei ärgerlichen und wütenden Kindmodi „heiße“ Gefühle wie Ärger und Wut bestehen, wirken undisziplinierte und impulsive Kindmodi oft eher verwöhnt.

In der Therapiebeziehung spielen die Ventilation von Wut und Ärger eine zentrale Rolle. Daneben kann es notwendig sein, übermäßigen ärgerlichen oder undisziplinierten Kindmodi Grenzen zu setzen. Relativ haben Patienten eher Schwierigkeiten, Ärger überhaupt zu spüren und auszudrücken. Daher kann der Fokus bezüglich ärgerlicher Kindmodi auch eher darauf liegen, das Erleben und den Ausdruck von Wut zu fördern.

Prinzipien der Beziehungsgestaltung mit ärgerlichen oder undisziplinierten Kindmodi

- Validieren und Ventilieren der Gefühle von Wut und Ärger (bei ärgerlichen Kindmodi).
- Validierung der mit dem Modus verbundenen Bedürfnisse (bei impulsiven Kindmodi).
- Beachten von begleitenden Gefühlen, häufig Verletztheit oder Hilflosigkeit.
- Beachten der strafenden Elternmodi, die den Ausdruck von Ärger oder das impulsive Befriedigen von Bedürfnissen oft begleiten.
- Konfrontation mit dysfunktionalem Ärger- oder Bedürfnisausdruck, gegebenenfalls limit setting.
- Bei Patienten mit gehemmter Wut: Förderung des Erlebens und Ausdrucks von Ärger.

Ventilieren von Ärger gegenüber der Therapeutin

Da der Ausdruck von Ärger für Patienten oft hoch problematisch ist, sollte der Therapeut in der Therapiesituation zunächst sehr vorsichtig mit Ärger umgehen, wenn dieser beim Patienten gegenüber dem Therapeuten aufkommt. Der Therapeut sollte solchem Ärger nicht zu rasch, z. B. durch Verteidigung, begegnen, um dem Patienten nicht – zum wiederholten Male in seiner Biografie – das Gefühl zu geben, dass der Ausdruck von Ärger nicht erlaubt ist. Das Ventilieren von Ärger kann daher als initiale Reaktion auf Ärger sehr hilfreich sein. Ventilieren von Ärger oder Wut bedeutet, beim Auftreten von Ärger so lange Gründe für Ärger zu explorieren und den Patienten zu bitten, diese zum Ausdruck zu bringen, bis „aller Ärger raus ist". In der Regel stehen hinter der Aktivierung ärgerlicher Kindmodi verletzte Bedürfnisse, die beim Ventilieren des Ärgers ausgedrückt werden, wenngleich auch möglicherweise in etwas unangemessener Form. Das Ventilieren von Ärger kann sehr entlastend wirken und dadurch die Aktivierung verletzlicherer Gefühle ermöglichen. Nachdem der Therapeut alle Punkte erfragt hat, über die sich die Patientin ärgert, drückt er Empathie mit dem Ärger aus und stellt eine Verbindung zu den beteiligten Modi her. In der Folge wird abgewogen, inwieweit dem Ärger reale Probleme zugrunde liegen, und welche Anteile des Ärgers unrealistisch sind. Im weiteren Verlauf sollte darauf geachtet werden, dass die Patientin lernt, Ärger rechtzeitiger und angemessener auszudrücken.

Fallbeispiel: Sandra (Forts.) – Ventilieren von Ärger

Nach etwa einem halben Jahr in Therapie beginnt die Therapeutin die Sitzung zum wiederholten Male ca. fünf Minuten zu spät, der „Wartebereich" ist ein Stuhl im Flur. Sandra wirkt verärgert, als die Therapeutin sie in ihr Zimmer bittet.

Th.: Sandra, ich habe den Eindruck, dass Sie ärgerlich sind auf mich. Was ist los?

Pat.: Ach, nichts, was sollte schon los sein.

Th.: Bitte sagen Sie mir, was Sie verärgert.

Pat.: Sie haben gut Reden, Sie müssen nicht auf dem hässlichen Flur sitzen. Lassen mich erst mutwillig da draußen hocken, und dann soll ich meine Gefühle offenbaren.

Th.: Sie sind ärgerlich, dass ich Sie draußen habe warten lassen.

Pat.: Das war ja nicht zum ersten Mal!

Th.: Sie sind auch ärgerlich, weil ich Sie schon öfters habe draußen warten lassen.

Pat.: Ja. Außerdem reden Sie seit Wochen davon, dass wir den Cannabiskonsum behandeln müssen, aber Sie fragen nicht mal, wie es damit im Moment aussieht!

Th.: Da fühlen Sie sich auch von mir vernachlässigt?

Pat.: Allerdings!

Th.: Gut, dass Sie das sagen! Gibt es noch etwas, worüber Sie sich im Moment ärgern?

Pat.: Nein, im Moment ist es das eigentlich.

Th.: Gut, ich bin froh, dass Sie das sagen konnten. Es tut mir sehr leid, wenn Sie sich von mir schlecht behandelt fühlen, ich möchte Sie keinesfalls schlecht behandeln. Sie haben recht, dass der Flur nicht angenehm zum Warten ist. Vermutlich fühlt sich die kleine Sandra dann ziemlich vernachlässigt, und hat womöglich auch noch das Gefühl, dass ich sie bestrafen will! Ich will Sie damit aber auf keinen Fall mutwillig ärgern! Wäre es Ihnen lieber, wenn Sie in das Wartezimmer der Ambulanz ein Stockwerk tiefer gehen, wenn ich noch nicht sofort verfügbar bin, wenn Sie klopfen? Und es ist auch wichtig, dass Sie mich darauf hinweisen, dass ich ein wichtiges Thema wie den Cannabiskonsum vernachlässige. Mir ist ganz wichtig, dass wir hier die Themen behandeln, die für Sie am wichtigsten sind. Es wäre gut, wenn wir es in Zukunft schaffen würden, dass Sie mir so etwas schon früher sagen, und dann vielleicht in einem ruhigeren Tonfall, weil sich der Ärger noch nicht so angestaut hat.

Ärger und strafender Elternmodus

Wenn Patienten Ärger ausdrücken, aktiviert dies häufig den strafenden Elternmodus, der den Ausdruck von Ärger verbietet und den Patienten dafür abwertet. Der Therapeut sollte dies antizipieren und gegebenenfalls den Elternmodus begrenzen.

Fallbeispiel: Sandra (Forts.) – Begrenzen des strafenden Elternmodus

Th.: Sandra, ich finde es wichtig, dass wir Dinge besprechen können, die Sie an mir ärgern. Manchmal triggert das den strafenden Elternmodus, wenn man Wut äußert. Wie geht es Ihnen jetzt damit?

Pat.: Ich habe voll das schlechte Gewissen! Sie kümmern sich so gut um mich, ich habe doch nicht das Recht, mich über solche Kleinigkeiten aufzuregen. Sie müssen mich jetzt total hassen!

Th.: Okay, und welcher Modus sagt das?

Pat.: Ich glaube schon, der strafende.

Th.: Das glaube ich auch! Der soll doch jetzt mal bitte schön seine Klappe halten! Sie haben absolut das Recht, mir gegenüber auch Dinge anzusprechen, die Sie ärgern, und ich hasse Sie deswegen überhaupt nicht, sondern ich freue mich, dass Sie mittlerweile so viel Vertrauen zu mir haben!

Übermäßige Wut begrenzen

Relativ selten ist der Ärgerausdruck des wütenden Kindmodus überschießend, wenn die Patientin etwa den Therapeuten anschreit oder Dinge herumwirft. In diesen Fällen muss dieser Modus klar begrenzt werden, so wie ein Elternteil auch ein rasend wütendes Kind zunächst begrenzen würde, bevor es auf seine Bedürfnisse eingehen würde. Allerdings ist in solchen Fällen auch immer kritisch zu prüfen, ob der Wutausdruck nicht im Rahmen eines aggressiven Überkompensationsmodus stattfindet – insbesondere, wenn er überdauernd auftritt und interpersonell eher die Funktion hat, den Therapeuten zu kontrollieren und auf Abstand zu halten, anstatt dass der Patient in dem Modus für seine Rechte in der Therapiebeziehung kämpft (z. B. „Herr L., ich verstehe, dass Sie verärgert sind. Allerdings können wir nicht vernünftig miteinander sprechen, wenn Sie mich anbrüllen. Bitte hören Sie damit auf und erklären Sie mir ruhig, was Sie so aufregt.").

Verstärkerbilanz von undisziplinierten Kindmodi

Im Vergleich zum ärgerlichen Kindmodus zeichnen sich undisziplinierte oder impulsive Kindmodi dadurch aus, dass sie kurzfristig verstärkenden Aktivitäten nachgehen, ohne auf die langfristigen Folgen zu achten. Hier ist die Ventilation unterdrückter Gefühle weniger im Vordergrund. Vielmehr geht es darum, auf der kognitiven Ebene die Vor- und Nachteile dieses Modus abzuwägen und insbesondere den hohen Verstärkerwert der kurzfristigen Bedürfnisbefriedigung zu betonen. Dazu sind z. B. Pro- und Contra-Listen hilfreich (vgl. Kapitel 4.3).

Training eines angemessenen Ärgerausdrucks

Nach dem Ventilieren des Ärgers sollte ein adäquater Ausdruck von Wut und Ärger geübt werden. Grundsätzlich ist Ärger eine wichtige Emotion, die uns anzeigt, wenn unsere Rechte in Beziehungen verletzt werden. Für gesunde Beziehungen ist es daher wichtig, Ärger so auszudrücken, dass die eigenen Bedürfnisse gewahrt werden können, ohne dass der andere übermäßig vor den Kopf gestoßen wird. Dafür sind z. B. Strategien des sozialen Kompetenztrainings mit Rollenspielen und Übungen gut geeignet. Sehr hilfreich können auch Stuhldialoge sein, in denen die Patientin ihren Ärger auf verschiedenen Stühlen aus der Sicht der verschiedenen Modi ausdrückt. Dadurch kann sie lernen, die verschiedenen Modi besser wahrzunehmen. Neben der Begrenzung von wütenden Kindmodi ist es häufig zunächst wichtig, Unterwerfungsmodi zu begrenzen und dem gesunden Erwachsenen den Ausdruck von Ärger zu erlauben – denn übermäßige Wut sammelt sich ja oft dann an, wenn die Patientin im Unterwerfungsmodus bleibt.

Ärger im Stuhldialog modellieren

Bei Patienten, deren Modusmodell keinen ärgerlichen oder impulsiven Kindmodus beinhaltet (z. B. fast alle Patienten mit Cluster C-Persönlichkeitsstörung), steht es im Vordergrund, das Erleben und den Ausdruck von Ärger zu fördern. Diese Patienten erleben oft intensive Schuldgefühle im schuldinduzierenden Elternmodus, wenn sie Ärger überhaupt nur zulassen, geschweige denn ausdrücken. Hier sind vor dem sozialen Kompetenztraining Stuhldialoge zum Erleben von Ärger empfehlenswert. Dabei sollte die Therapeutin auf dem Stuhl des ärgerlichen Kindes (und/oder des gesunden Erwachsenen) den Ärgerausdruck modellieren, um diesen zu normalisieren und der Patientin die Angst davor zu nehmen. Häufig benötigt dieser Prozess eine längere Zeit und viele Wiederholungen.

Fallbeispiel: Klaudia (Forts.) – Üben von Ärgererleben im Stuhldialog

Th.: Klaudia, ärgern Sie sich eigentlich über Ihre Nachbarin, wenn sie Sie nicht gehen lässt, obwohl Sie ihr gesagt haben, dass Sie noch Einkäufe machen wollen?

Pat.: Eigentlich nicht, sie tut mir nur leid. Vielleicht ärgere ich mich hinterher ein kleines bisschen.

Th.: Ich denke, es ist wichtig, dass Sie diesen Ärger mehr spüren können, denn er zeigt Ihnen an, dass ein Bedürfnis von Ihnen verletzt wird, und für Ihre Gesundheit ist es wichtig, dass Sie lernen, darauf zu reagieren und für das Bedürfnis zu sorgen. Leuchtet Ihnen das ein?

Pat.: Ja, irgendwie schon. Aber ich kann einfach nicht ärgerlich sein.

Th.: Das können wir im Stuhldialog üben! *(Stellt zwei Stühle auf, einen für den Unterwerfungsmodus und einen für den Ärger.)* Auf welchen Stuhl möchten Sie sich setzen?

Pat.: *(Setzt sich auf den Unterwerfungsstuhl.)* Die Arme, der geht es so schlecht, ich kann doch meine Einkäufe auch morgen machen.

Th.: Gut! Und jetzt auf den Ärger-Stuhl?

Pat.: *(Wechselt auf den Ärger-Stuhl.)* Da kommt nichts.

Th.: Lassen Sie mich mal! *(Stellt sich hinter Klaudia.)* Das ist nicht in Ordnung! Wenn ich meine Einkäufe heute machen will, dann mache ich sie heute auch. Es gibt überhaupt keine Not, dass sie mich stundenlang volljammert mit ihren Geschichten, wo sie ja doch nichts unternimmt, um etwas zu bessern! Es ist schon extrem nett von mir, wenn ich mir das eine Stunde lang anhöre, und dann reicht es aber wirklich! Alle anderen flüchten schon viel eher! *(Zu Klaudia gewandt:)* Wie finden Sie das?

Pat.: Ganz gut! Jetzt werde ich wirklich ein bisschen ärgerlich!

4.6 Umgang mit dysfunktionalen Elternmodi

Elternmodi begrenzen oder bekämpfen

Das Ziel der Arbeit mit dysfunktionalen Elternmodi besteht darin, diese Anteile zu begrenzen und zu reduzieren bzw., wenn sie sich durch starken Selbsthass und Strafneigung auszeichnen, sie auch zu bekämpfen. An der Stelle der global negativen Selbstbewertung soll sich eine ausgewogene, tendenziell positive Selbstwertung entwickeln. Dahinter steht die Annahme, dass Menschen nur bei einer grundsätzlich positiven und nicht stark strafenden Selbstbewertung in der Lage sind, mit eigenen Fehlern und Schwächen konstruktiv umzugehen. Wenn jeder Fehler oder jede kleine persönliche Schwäche zu intensiver Scham und Selbstabwertung führt, ist Lernen und eine Anpassung an neue Situationen nicht möglich. Das Begrenzen oder Bekämpfen von strafenden Elternmodi findet dabei auf allen Ebenen des therapeutischen Geschehens statt.

Situationen, in denen dysfunktionale Elternmodi begrenzt werden können

- Auftreten im normalen Therapiegespräch, z. B., wenn der Patient sich für einen kleinen Fehler schwer abwertet. Die Therapeutin begrenzt den dysfunktionalen Elternmodus dann z. B. so: „Das ist die Bewertung Ihres strafenden Modus, oder? Der sollten wir hier nicht das Sagen überlassen!“

- In ImRS-Übungen entsprechen die mentalen Bilder von Personen, die das Kind schlecht behandeln, dem strafenden oder fordernden Elternmodus (z. B. aggressiver Vater, schuldinduzierende Mutter, mobbende Peers). Diese Figuren werden beim Überschreiben in die Schranken gewiesen.
- In Stuhldialogen ist es eine wichtige Strategie, die Patientin zu unterstützen, sich gegen die Botschaften des strafenden Elternteils zur Wehr zu setzen.
- Bei allen Interventionstechniken (z. B. ImRS-Übungen, Stuhldialoge) wird der „Auftritt" von dysfunktionalen Elternmodi kurzgehalten, damit der Patient nicht zu stark von den damit verbundenen Gefühlen ergriffen wird.

Kognitive Arbeit mit Elternmodi

Auf der kognitiven Ebene sind wiederum – wie in der Arbeit mit dem vulnerablen Kindmodus, dessen Erleben inhaltlich ja eng mit dem dysfunktionalen Elternmodus verknüpft ist – Techniken zur Behandlung depressiver, selbstabwertender Kognitionen und zum Aufbau selbstwertförderlicher Kognitionen sinnvoll. Auch im Schema-Memo (vgl. Kapitel 4.4.3) kann auf dysfunktionale Elternmodi Bezug genommen werden.

Kognitive Techniken zur Reduktion dysfunktionaler Elternmodi

- Analyse der biografischen Entstehung des Elternmodus zur Reduktion der Ich-Syntonie dieses Modus.
- Kognitive Umstrukturierung selbstabwertender und schwarz-weißer Kognitionen.
- Aufgaben zur Verstärkung positiver Kognitionen, z. B. Suchen nach positiven Eigenschaften, Positiv-Tagebuch, Sammeln positiver Rückmeldung.
- Diskussion von Strafe bzw. Selbstabwertung als wenig wirksames Mittel zur Verhaltensänderung und Zielerreichung.

Botschaften von Elternmodi

Sowohl in der kognitiven Arbeit als auch für die emotionsfokussierte Arbeit mit Stuhldialogen ist es hilfreich, „Botschaften" des Elternmodus zu formulieren, gegen die dann Gegenargumente gesammelt werden. Häufig haben diejenigen Personen, die die Entwicklung des Elternmodus mit verursacht haben, den Patienten als Kind nicht explizit abgewertet, sondern die dysfunktionalen Botschaften durch ihr Verhalten implizit vermittelt. Solche impliziten Botschaften können oft gut in explizite Sätze verwandelt werden, die dann beispielsweise in Stuhldialogen eingesetzt werden (vgl. Tabelle 4).

Häufig treten bei der Diskussion von Elternbotschaften Schuldgefühle auf, weil Patienten nicht schlecht über ihre Eltern oder andere wichtige Bezugspersonen sprechen möchten. Dann sollte betont werden, dass die realen El-

Tabelle 4: Typische explizite „Botschaften" dysfunktionaler Elternmodi

Handlungsmuster der Person, die Elternmodus mit verursacht hat	Passende explizite Botschaften
Perfektionismus, hohe Leistungsansprüche	• Wenn du einen Fehler machst, bist du ein Versager. • Nur wenn du der Beste bist, bist du wertvoll.
Physische oder sexualisierte Gewalt	• Du bist wertlos. • Du hast keine gute Behandlung verdient. • Du bist ein schlechter Mensch.
Auf sich selbst bezogene, gegebenenfalls leidende Elternfigur	• Deine Bedürfnisse sind nicht so wichtig wie die von anderen Menschen. • Du hast es nicht verdient, dass man sich um dich kümmert.
Emotional deprivierende, abwesende Elternfigur	• Du bist mir nicht so wichtig.

tern diese Diskussion nicht mitbekommen und dass es darum geht, negative Introjekte zu bekämpfen, und nicht darum, die Eltern real anzugreifen. Häufig können Patienten auch aus der erwachsenen Perspektive verstehen, warum Eltern nicht in der Lage waren, besser mit ihnen umzugehen. Das ändert allerdings nichts an der negativen Wirkung ihres Verhaltens und an der Notwendigkeit, die dysfunktionalen Elternmodi zu reduzieren.

Stuhldialoge

Stuhldialoge vielfältig eingesetzt

Neben ImRS-Übungen, bei denen immer auch dysfunktionale Elternmodi begrenzt und gegebenenfalls bekämpft werden (vgl. Kapitel 4.4.2), sind Stuhldialoge das Mittel der Wahl hinsichtlich emotionsfokussierender Interventionen zur Begrenzung dieser Modi. In Stuhldialogen sollen Patienten auch auf der emotionalen Erlebnisebene lernen, sich vom dysfunktionalen Elternmodus abzugrenzen und mit sich zufriedener zu sein. Bei Stuhldialogen werden verschiedene Modi der Patientin verschiedenen Stühlen zugeordnet. Diese werden im Raum in einer Art Diskussionskreis aufgestellt. In der Übung nimmt die Patientin abwechselnd die verschiedenen Stühle ein und versetzt sich in den jeweiligen Modus. Dabei werden wiederum die üblichen schematherapeutischen Ziele verfolgt, also Trost des vulnerablen Kindmodus, Begrenzen des dysfunktionalen Elternmodus und Stärkung des gesunden Erwachsenenmodus.

Grundsätzlich können alle Modusvarianten in Stuhldialogen aufgestellt werden, allerdings gibt es typische Formate, die erfahrungsgemäß häufig zum

Einsatz kommen. Wenn Gefühle auftreten, die sich keinem der bereits aufgestellten Modi zuordnen lassen, sollte ein Stuhl für den neu aufgetretenen Modus dazugestellt werden. Der gesunde Erwachsenenmodus sollte in jedem Stuhldialog beteiligt sein, auch wenn er zu Beginn der Therapie häufig vom Therapeuten modelliert werden muss.

Typische Formate und Schwerpunkte von Stuhldialogen

Ein einfaches und typisches Stuhldialog-Format ist ein *Zweistuhldialog mit zwei beliebigen Modi* bzw. einem beliebigen psychischen Konflikt. Hier wird für jede Seite ein Stuhl aufgestellt. In der Schematherapie häufig verwendet wird auch ein *Zweistuhldialog* zwischen einem *dysfunktionalen Elternmodus* und dem *gesunden Erwachsenenmodus,* in dem der gesunde Erwachsenenmodus den dysfunktionalen Elternmodus begrenzt oder bekämpft; bzw. ein *Dreistuhldialog* mit einem *dysfunktionalen Elternmodus,* einem *ärgerlichen* oder *wütenden Kindmodus* und dem *gesunden Erwachsenenmodus.* Hier drückt der Elternmodus übermäßige Forderungen aus, der ärgerliche Kindmodus drückt den Ärger über diese Forderungen aus, und der gesunde Erwachsene sucht nach einem Kompromiss. Im ebenfalls häufig einsetzbaren Zweistuhldialog mit gesundem Erwachsenenmodus und vulnerablem Kindmodus tröstet der gesunde Erwachsene das vulnerable Kind, während im Zweistuhldialog mit einem Bewältigungsmodus und dem gesunden Erwachsenenmodus der Fokus eher darauf liegt, dass der gesunde Erwachsenenmodus mit dem Bewältigungsmodus gewissermaßen verhandelt, welche Veränderungen im Leben des Patienten, die durch den Bewältigungsmodus behindert werden (z. B. Zulassen von interpersoneller Nähe), möglich sein sollen.

Übungen an emotionale Qualität anpassen

Wie auch bei ImRS-Übungen ist der mit Stuhldialogen angestrebte emotionale Prozess festgelegt: Der gesunde Erwachsene muss gestärkt, der dysfunktionale Elternmodus geschwächt werden. Darüber hinaus ist wiederum die affektive Qualität der Übung an die mit dem Elternmodus verbundenen Gefühle anzupassen.

Verschiedene Schwerpunkte in Abhängigkeit vom Charakter des Elternmodus

- *Leistungsorientierter fordernder Elternmodus:* Zurückweisen perfektionistischer Ansprüche, Verhandlung und Diskussion von Standards und „erlaubten“ Pausen, Vergnügen etc.
- *Schuldinduzierender Elternmodus:* Zurückweisen von übermäßiger Verantwortung für andere Menschen; es wird betont, dass auch eigene Bedürfnisse in den Mittelpunkt gestellt werden dürfen.
- *Strafender Elternmodus:* Zum-Schweigen-Bringen des Elternmodus, pauschales Zurückweisen seiner Abwertungen, Betonung grundsätzlicher Rechte des Patienten, „Hinauswerfen“ des Elternmodus-Stuhls.

Für den Verlauf des Dialogs und die Art der Beteiligung des Patienten ist – wie beim ImRS – auch die Stärke des gesunden Erwachsenenmodus handlungsleitend. Patienten mit schwachem gesunden Erwachsenenmodus erhalten vom Therapeuten viel modellhafte Unterstützung und sollten in erster Linie auf dem Stuhl des vulnerablen Kindes (als Empfänger von reparenting) und auf den Stuhl des gesunden Erwachsenen (zum Einüben dieser Perspektive) platziert werden. Den Stuhl des strafenden Elternmodus dürfen sie unter Umständen gar nicht einnehmen, sondern nur von den anderen Stühlen aus sagen, was dieser Modus beiträgt – sonst würden die Abwertungen des Elternmodus zu stark aktiviert. Patienten mit stärkerem gesunden Erwachsenenmodus hingegen können sich auf alle Stühle setzen, sie können die Perspektive des gesunden Erwachsenen ohne oder mit wenig Modell der Therapeutin einnehmen, und ihren vulnerablen Kindmodus selbst mit Fürsorge versorgen. Wiederum wird im Verlauf der Therapie darauf geachtet, dass die Patientin in Stuhldialogen zunehmend Verantwortung übernimmt, z. B., indem sie immer häufiger auf dem Stuhl der gesunden Erwachsenen aktiv wird.

Prozess in Abhängigkeit vom gesunden Erwachsenenmodus

Fallbeispiel: Sandra (Forts.) – Stuhldialog mit dem strafenden Elternmodus

Sandra hat einen neuen Freund, mit dem sie gerne neue interpersonelle Muster ausprobieren möchte. In den letzten Sitzungen wurde besprochen, wie sie ihm in zielführender Weise sagen könnte, dass sie gerne auch mal Unternehmungen mit ihm zu zweit machen würde, da er sie am liebsten immer zu Aktivitäten seiner Clique mitnimmt. Nun berichtet sie, dass sie dies nicht geschafft habe umzusetzen, weil sie sich zu wertlos und unwichtig gefühlt habe und insbesondere Angst habe, dass er sie verlassen könnte, wenn sie ihm nicht alles recht machen würde.

Th.: Sandra, das klingt nach strafendem Elternmodus, oder? Sollen wir dazu einen Stuhldialog machen?

Pat.: Können wir schon, wenn Sie meinen.

Th.: Super! *(Stellt zwei Stühle auf.)* Die Stühle sind für den strafenden und den gesunden Modus. Was sagt denn der strafende Modus? Bleiben Sie bitte auf Ihrem Therapiestuhl sitzen, wenn Sie mir das erklären, setzen Sie sich nicht auf den strafenden Stuhl!

Pat.: Der sagt, was bilde ich mir denn ein! Ich muss froh sein, dass Philipp mich überhaupt aushält; wenn ich irgendwelche Ansprüche stelle, dann hat er garantiert von mir sofort die Nase voll!

Th.: D. h., der wertet sie wieder rundum ab und lässt kein gutes Haar an Ihnen. Kommen Sie mal auf den gesunden Erwachsenenstuhl?

Pat.: *(Setzt sich auf den Stuhl der gesunden Erwachsenen.)* Ich fühle mich überhaupt nicht erwachsen, nur klein und mickrig.

Th.: Das klingt ja eher nach der kleinen Sandra, oder? Lassen Sie uns für die auch noch einen Stuhl dazustellen. *(Stellt einen dritten Stuhl hinzu und bitte Sandra darauf Platz zu nehmen; nimmt dann selbst auf dem Stuhl der gesunden Erwachsenen Platz.)* So, jetzt geige ich dem Elternmodus mal die Meinung, und du kleine Sandra hörst zu, okay?

Pat.: Ja, gerne, das finde ich gut!

Th.: Super! Dann lege ich mal los! *(Zum Stuhl des strafenden Modus gewandt:)* Weißt du was, halt du endlich die Klappe! Sandra ist eine total Nette, und wenn Philipp nichts an ihr fände, dann würde er doch nicht deswegen mit ihr eine Beziehung anfangen, weil sie brav mit seiner Clique mitkommt, und Schluss machen, wenn Sie das MAL nicht möchte! Deine Sprüche sind echt das Letzte! *(Zu Sandra gewandt:)* Wie finden Sie das?

Pat.: Gut! Aber der strafende Modus sagt, dass ihm das scheißegal ist und ich trotzdem nicht sagen darf, was ich möchte.

Th.: Okay ... *(Wieder zum strafenden Modus gewandt:)* Offensichtlich gehen dir ja schon die Argumente aus, du kannst nur noch dumm und stur darauf beharren, dass Sandra wertlos ist, egal wie viele Gegenbeweise es dafür gibt. Weißt du was? Wir können dich nicht brauchen und schmeißen dich jetzt wieder raus! *(Stellt den Stuhl des Elternmodus vor die Tür.)*

Pat.: Das war gut! Prima, dass der weg ist!

Th.: Freut mich, finde ich auch!

Transfer in den Alltag

Bei dieser Arbeit gilt, wie bei der Förderung des ärgerlichen Kindmodus (vgl. Kapitel 4.5), dass Patienten häufig befürchten, dass der Elternmodus nach der Sitzung „zurückschlägt". Dies sollte antizipiert und gegebenenfalls geeignete Gegenmaßnahmen ergriffen werden, wie etwa ein Schema-Memo, in dem die „Rache" des dysfunktionalen Elternmodus analysiert wird, ein Übergangsobjekt oder eine Audioaufnahme, in der die Therapeutin den Elternmodus zurückweist und den gesunden Erwachsenen modelliert. Auch Techniken aus der Traumaarbeit, etwa das Verschließen der Thematik im Schrank des Therapeuten, können eingesetzt werden. Solche Maßnahmen dienen auch dem Transfer des emotional Gelernten in den Alltag.

Beachte

Die Arbeit an einem bestimmten Modus erfolgt selten isoliert – wenn in der Imagination oder im Stuhldialog ein Elternmodus bekämpft wird, kommt beispielsweise auch fast immer Trost für den vulnerablen Kindmodus oder die Förderung von Ärger über die Botschaften des Elternmodus zum Tragen. Auch die behavioralen Techniken wie der Aufbau positiver Aktivitäten und der Abbau von Perfektionismus dienen in der Regel verschiedenen Modi gleichzeitig.

Es kommt vor, gerade bei Patienten mit starkem dysfunktionalen Elternmodus, schwachem gesunden Erwachsenenmodus und Tendenz zur Vermeidung oder Dissoziation, dass sich Patienten emotional überfordert fühlen vom emotional stark aktivierenden Format des Stuhldialoges. In solchen Fällen können (vorübergehend, bis die Patientin zu stärkerer emotionaler Aktivierung in der Lage ist) Ersatzmaterialien verwendet werden, die zur Symbolisierung der verschiedenen Modi genauso zum Einsatz kommen wie Stühle. Geeignete Materialien sind etwa Playmobilfiguren, Steine oder Spielfiguren. Diese Materialien können von der Therapeutin auf einem Tisch aufgebaut werden; anhand der Spielfiguren werden dann genauso die verschiedenen Modi beleuchtet und zum Ausdruck gebracht, wie für die Stuhldialoge beschrieben. Als Zwischenschritt von Ersatzmaterialien hin zum tatsächlichen Stuhldialog können Stühle aufgestellt werden, die Patientin bleibt jedoch auf ihrem normalen Therapiestuhl sitzen und gibt von dort aus an, was die Modi auf den verschiedenen Stühlen sagen und wie sie sich fühlen. Analog zum ImRS mit der zunehmenden Übernahme der Helferrolle durch die Patientin wird hier der emotionale Prozess zunehmend verstärkt und der Patientin damit auch „zugemutet". Ziel ist nach Möglichkeit immer der Einsatz von richtigen Stuhldialogen, da hier, durch die hohe emotionale Beteiligung, die meiste emotionale Veränderung zu erwarten ist.

Ersatzmaterialien einsetzen

Die Balance zwischen empathischer Konfrontation mit Bewältigungsmodi und der Bekämpfung von Elternmodi darf nie aus dem Auge verloren werden. Hier kann in der Therapiesituation ein Konflikt auftreten, wenn die Therapeutin einen dysfunktionalen Bewältigungsmodus anspricht, und dies bei der Patientin den strafenden Elternmodus triggert. Nicht selten wurden Patienten für ihre dysfunktionalen Bewältigungsmodi (z. B. übermäßiges Klagen, völliger Rückzug, Alkoholgebrauch) schon von anderen Menschen in ihrem Umfeld kritisiert und sie fühlen sich angegriffen, wenn die Therapeutin dieses Thema auch anspricht. Solche Situationen, die im reinen Gesprächsformat oft nur schwer aufzulösen sind, ohne dass die Therapeutin mit der Konfrontation „zurückrudert", lassen sich im Stuhldialog sehr gut bearbeiten unter Beibehaltung der fürsorglichen Grundhaltung bei gleichzeitiger Konfrontation.

Balance zwischen Konfrontation und Fürsorge

Fallbeispiel: Klaudia (Forts.) – Konfrontation aktiviert den strafenden Modus

Die Therapeutin hat Klaudia gegenüber ihre Tendenz zum völligen Rückzug als Bewältigungsmechanismus angesprochen und dabei den Begriff „Passivität" verwendet. Dieser triggert Klaudias strafenden Elternmodus.

Pat.: Jetzt sagen Sie auch, dass ich völlig passiv bin – mein Exfreund hat das auch immer gesagt und Petra will deshalb nichts mehr mit mir zu tun haben, jetzt fühle ich mich ganz schrecklich und habe das Gefühl, dass Sie mich auch nicht ausstehen können!

Th.: Gut, dass Sie das ansprechen! Welcher Modus spricht denn da jetzt?

Pat.: Voll der strafende!

Th.: Ja, das sehe ich genauso! Ich habe über Ihren Bewältigungsmodus gesprochen, und weil man da Kritik raushören kann, ist gleich der strafende Elternmodus angesprungen. Ich erkläre Ihnen mal mit einem kurzen Stuhldialog, wie ich damit gerne umgehen könnte, okay?

Pat.: Okay.

Th.: *(Stellt drei Stühle auf, für den passiven Bewältigungsmodus, den strafenden Elternmodus und den gesunden Erwachsenenmodus, und setzt sich auf den Stuhl des gesunden Erwachsenen.)* Hier sitze ich auf dem Stuhl des gesunden Erwachsenen, und dort stehen der strafende Modus und der passive Bewältigungsmodus, alles klar? Ich sage jetzt mal was zum strafenden Modus. *(Zum Stuhl des strafenden Modus gewandt, in strengem Tonfall:)* Du hältst dich jetzt bitte schön mal raus. Das Thema Vermeidung und Passivität ist für Klaudia total wichtig, es verdirbt ihr ganz viele Beziehungen und ihre Karriere sowieso. Alle möglichen Leute haben ihr deshalb schon Vorwürfe gemacht, deshalb ist es auch ein richtig schwieriges Thema. Wenn du dann mit deinen pauschalen Abwertungen kommst, und z. B. sagst, dass ich sie auch nicht ausstehen kann, wenn ich das anspreche, dann machst du sie völlig fertig und verhinderst nur, dass sie sich damit mal erwachsen auseinandersetzen und vielleicht etwas ändern kann! *(Zu Klaudia gewandt:)* Wie finden Sie das?

Pat.: Ganz okay!

Th.: Prima! Dann sag ich jetzt was zu dem passiven Modus. *(Zum Stuhl des passiven Modus gewandt, in verständnisvollem Tonfall:)* Diese Passivität von dir ist ein großes Problem. Wir müssen uns unbedingt damit befassen, wenn Klaudia im Leben wirklich weiterkommen will. Mir ist es sehr wichtig, dass Klaudia weiterkommt, und deshalb dürfen wir diesen Teil nicht ignorieren, obwohl es sicher schwierig wird, darüber zu sprechen. *(Zu Klaudia gewandt:)* Wie finden Sie das?

Pat.: Das macht Sinn, und es ist wirklich ein riesiges Problem.

Th.: Das freut mich sehr, dass wir so darüber sprechen können! Wenn wir uns mit diesem Thema befassen, müssen wir uns wohl drauf einstellen, dass der strafende Modus sich leicht einschaltet, und ihn dann immer wieder zum Schweigen bringen, damit wir dranbleiben können, ohne dass Sie sich nur minderwertig fühlen.

4.7 Stärkung des gesunden Erwachsenenmodus

Förderung des gesunden Erwachsenenmodus

Prinzipiell wird mit allen bisher beschriebenen Interventionen zur Behandlung der dysfunktionalen Modi der gesunde Erwachsene immer mit angesprochen und gestärkt. In allen emotionsfokussierten Übungen ist dieser

Modus repräsentiert, z. B. in Form der Helferfigur in ImRS-Übungen, oder mit dem Stuhl des gesunden Erwachsenen, der in Stuhldialogen grundsätzlich immer beteiligt ist. Ziele wie bessere Selbstfürsorge, ein angemessener Ausdruck von eigenen Bedürfnissen und Gefühlen oder die Reduktion impulsiver Muster verstärken automatisch auch gesunde, funktionale Handlungsmuster, die dem gesunden Erwachsenen zugerechnet werden.

Patient ist Experte für seine Probleme

Über diese indirekte Förderung des gesunden Erwachsenenmodus hinaus lassen sich auch direktere Strategien zur Förderung dieses Modus benennen. So wird dem Patienten innerhalb der therapeutischen Beziehung durch die hohe Transparenz und kontinuierliche gemeinsame Reflexion des Vorgehens vermittelt, dass er der beste Experte für sich und seine Probleme ist und an Interventionen für deren Veränderung aktiv mitwirken muss. Dadurch wird auch das prinzipiell regressionsfördernde Beziehungsangebot der begrenzten Nachbeelterung ergänzt um eine anti-regressive Komponente. Auch die kontinuierliche Psychoedukation sowie Diskussion des Modusmodells an sich erfüllt diesen Zweck.

Strategien zur expliziten Förderung des gesunden Erwachsenenmodus

- Ansprechen des Patienten als Experten seiner selbst durch Diskussion des Modusmodells.
- Diskussion und Reflektion emotionsfokussierender Techniken, um diese an die Bedürfnisse des Patienten anzupassen und zu optimieren.
- Zunehmende Einnahme der Rolle des gesunden Erwachsenenmodus durch die Patientin in emotionsfokussierten Interventionen.
- Explizites Ansprechen der therapeutischen Beziehung als Motor für Veränderungen.

Empathische Konfrontation

In der kognitiven Arbeit wird der gesunde Erwachsenenmodus beispielsweise dann explizit gefördert, wenn es um den Verstärkerwert von dysfunktionalen Bewältigungsmodi und damit zusammenhängend die Therapiemotivation geht. Hier wird einerseits der Bewältigungsmodus empathisch validiert, andererseits jedoch auch sein dysfunktionaler und gegebenenfalls therapiebehindernder Charakter klar konfrontiert. Dabei wird von der Patientin die Einnahme einer gesunden erwachsenen Perspektive sehr klar eingefordert.

In emotionsfokussierenden Übungen ist die Balance zwischen regressionsförderndem *reparenting* und der Übernahme von Verantwortung seitens des Patienten besonders wichtig. Dies erfolgt, wie mehrfach beschrieben, insbesondere durch die zunehmende Übernahme der Rolle des gesunden Erwachsenenmodus durch den Patienten. Wenn sich dies als schwierig erweist, wird dies wiederum in der Therapie thematisiert und damit der gesunde Erwachsenenmodus in die Planung des weiteren Vorgehens einbezogen.

Die Übergabe der Verantwortung an den gesunden Erwachsenenmodus ist auch assoziiert mit der Beendigung der Therapie. Während zu Beginn der Behandlung die emotionsfokussierte Arbeit mit dem vulnerablen Kindmodus im Vordergrund steht, wird zum Ende hin der Transfer in den Alltag des Patienten und die Übernahme von Eigenverantwortung ins Zentrum gestellt. Dabei ist es insbesondere bei Patienten mit ängstlich-vermeidenden Persönlichkeitsstörungen durchaus nicht untypisch, dass sie gegen Therapieende zurückfallen in „alte“ (vermeidende, dependente) Bewältigungsmuster. Anders als zu Beginn der Therapie wird darauf nicht mehr mit Nachbeelterung (reparenting) reagiert, sondern die Eigenverantwortung der Patientin betont, das in der Therapie Gelernte im Alltag umzusetzen.

4.8 Ablauf der Therapie

Therapiedauer bis zu drei Jahren

Zum Ablauf und zur Dauer der Therapie kann aufgrund der Heterogenität der mit Schematherapie behandelten Patienten pauschal wenig gesagt werden. Aus der bisherigen Studienlage zu Patienten mit Persönlichkeitsstörungen ergibt sich die Empfehlung, Patienten mit emotional-instabilen Persönlichkeitsstörungen (BPS) für zwei bis drei Jahre zu behandeln und Patienten mit ängstlich-vermeidenden Persönlichkeitsstörungen eher ein bis zwei Jahre. Dabei kann es vorteilhaft sein, in der ersten Therapiephase (bei BPS im ersten Jahr) zwei Sitzungen pro Woche anzubieten. Es wird empfohlen, die Therapie nicht abrupt zu beenden, sondern allmählich auszuschleichen, und gegebenenfalls auch über einen längeren Zeitraum nach Ende der regelmäßigen Sitzungen noch Sitzungen (z.B. alle zwei Monate) anzubieten. In diesen ausschleichenden bzw. auffrischenden Sitzungen sollte darauf geachtet werden, dass inhaltlich an den aktuellen Problemen der Patientin gearbeitet wird, wobei insbesondere der Transfer des in der Therapie Gelernten im Vordergrund steht. Die Sitzungen in größeren Abständen gegen Therapieende sollten nicht einfach „verplaudert“ werden.

Kürzere Behandlung bei akuten und leichteren Störungen

Auch wenn Persönlichkeitsstörungen die Hauptindikation für Schematherapie darstellen, wird dieses Verfahren zunehmend auch bei anderen akuten, leichteren bzw. chronifizierten psychischen Störungen eingesetzt. Auch in der Ausbildung und im Selbsterfahrungskontext wird es eingesetzt. Dabei gelingen in der Regel emotionsfokussierende Übungen sehr rasch und gut, was sich in einer kürzeren Behandlungsdauer zeigt. Im Selbsterfahrungskontext sind häufig von nur wenige Sitzungen ausreichend.

Grundsätzlich steht in der Schematherapie bei Persönlichkeitsstörungen zu Beginn der Behandlung die Arbeit mit dysfunktionalen Bewältigungsmodi im Vordergrund. Sobald diese Modi überwunden werden können und ein Zugang zu den Emotionen der Patientin besteht, werden emotionsfokussierende Methoden eingesetzt mit dem Ziel, den vulnerablen Kindmodus zu stärken. Häufig ist es erst im Anschluss an diesen stärkenden Prozess für Patienten möglich, den „Kampf" gegen den strafenden Elternmodus aufzunehmen. Weicht ein Therapeut bei Patienten mit Persönlichkeitsstörungen von dieser Abfolge ab, reagiert der Patient möglicherweise überfordert oder ist nicht in der Lage, die erforderlichen emotionalen Prozesse zu aktivieren. Häufig wird der strafende Elternmodus aktiviert, der den Patienten für die mit der Therapie verbundenen Emotionen bestraft, oder ein vermeidender Bewältigungsmodus blockiert emotionale Prozesse. Bei Patienten mit leichteren Störungen muss diese Abfolge hingegen nicht zwingend eingehalten werden, hier kann mehr dem sich spontan ergebenden Prozess gefolgt werden (vgl. Tabelle 5).

Tabelle 5: Abfolge der therapeutischen Schritte in der Behandlung von Persönlichkeitsstörungen

Typische Abfolge schematherapeutischer Schritte

Therapeutischer Schritt	Ziele und angestrebte Prozesse
Beziehungsaufbau, Etablieren des Modusmodells	• Therapeutisches Bündnis schaffen Voraussetzung für therapeutische Arbeit
Konfrontation und Überwindung der wichtigsten Copingmodi in der Therapiesituation	• Abwehrprozesse verstehen und reduzieren • Aktivierung von Emotionen • Grundlage für emotionsfokussierte Arbeit schaffen
Emotionsfokussierte Arbeit, vorwiegend mit ImRS, zur Stärkung vulnerabler Kindmodi	• Selbstwert- und Ich-Stärkung • Reduktion problematischer Emotionen und emotionaler Reaktionen • Trauma prozessieren
Emotionsfokussierte Arbeit, vorwiegend mit ImRS und Stuhldialogen, zur Bekämpfung strafender Elternmodi	• Abbau der Selbstabwertung • Konsolidierung der Akzeptanz eigener Bedürfnisse und Emotionen
Kognitiv-behaviorale Techniken zum Transfer, vorwiegend mit gesundem Erwachsenenmodus	• Aufbau gesunder Handlungsmuster • Transfer des Gelernten in den Alltag und Ablösung aus der Therapiebeziehung

4.9 Varianten

Vielfältige aktuelle Entwicklungen

Schematherapie ist primär ein Gesamtbehandlungskonzept für Patienten mit Persönlichkeitsstörungen und anderen chronischen psychischen Problemen. Aufgrund des integrativen Charakters und der strukturierten Einbindung sehr wirksamer emotionsfokussierter Interventionen in einen KVT-Behandlungsplan wird sie jedoch aktuell auch für andere Störungen und Problembereiche rezipiert und weiterentwickelt. Einen Überblick über Weiterentwicklungen für verschiedene Indikationen und Settings geben die Beiträge in Roediger und Jacob (2011), im Folgenden wird beispielhaft auf zwei dieser Anwendungsbereiche kurz eingegangen.

Aktuelle klinische Weiterentwicklungen und Anwendungen von Schematherapie

- Chronische und therapieresistente Zwangsstörungen
- Abhängigkeitserkrankungen
- Essstörungen
- chronische Depression
- Paartherapie
- Therapie bei Kindern und Jugendlichen
- Selbsterfahrung, v. a. im Rahmen der VT-Aus- und Weiterbildung

4.9.1 Schematherapie bei Zwangsstörungen

Schematherapie bei Zwangsstörung

Schematherapie bei therapieresistenten Zwangsstörungen wurde in den letzten Jahren systematisch von Gross, Stelzer und Jacob (2012) erprobt. Dabei zeigte sich einerseits, dass die Zwangssymptomatik im Modusmodell – ähnlich wie selbstverletztendes Verhalten bei der BPS – verschiedenen Modi zugeordnet werden kann. Zudem liegen bei Patienten mit chronischen Zwangsstörungen häufig komorbid eine oder mehrere Persönlichkeitsstörungen vor. Als individuelles Modusmodell wird daher in der Regel das Modell verwendet, das der individuellen Persönlichkeitspathologie der Patientin am besten entspricht, die Zwangssymptome werden ihrer Symptomatik dem jeweils am besten passenden Modus zugeordnet. In der konkreten therapeutischen Arbeit wird in jedem Fall Exposition mit Reaktionsverhinderung durchgeführt (z. B. Oelkers, Hautzinger & Bleibel, 2007). Diese Technik wird jedoch begleitet von emotionsorientierten Verfahren, die dem Modus, dem sich das Zwangsverhalten zuordnen lässt, entsprechen. Wenn beispielsweise die Zwangssymptomatik Teil des distanzierten Beschützermodus ist, treten in Expositionsübungen in der Regel die Gefühle des vulnerablen Kindmodus zutage. Diese werden dann im Anschluss an die Exposition bzw. unmittelbar nach ihrer Aktivierung mit ImRS-Übungen behandelt.

Mögliche Zuordnungen von Zwangssymptomen zu Schemamodi

- Zwänge dienen der Gefühlsvermeidung (distanzierter Beschützermodus).

- Zwänge beschäftigen den Patienten (selbst-stimulierender Bewältigungsmodus).
- Zwänge werden durchgeführt, um Dinge besonders gut zu machen, gegebenenfalls den Anforderungen anderer besonders gut zu entsprechen (fordernder Elternmodus und/oder unterwerfender Bewältigungsmodus).
- Zwänge dienen dazu, sich von den Anforderungen anderer abzugrenzen (trotzig/ärgerlicher Kindmodus).

4.9.2 Schematherapie in der Selbsterfahrung

Schematherapie in Ausbildung und Selbsterfahrung

Ein ganz anderer Anwendungsbereich, in dem Schematherapie im Moment viel nachgefragt ist, ist die verhaltenstherapeutische Selbsterfahrung (Jacob, 2011). Die „klassischen" verhaltenstherapeutischen Techniken sind auf die Reduktion von Symptomen zugeschnitten, ihre rein selbsterfahrungsorientierte Anwendung ohne das Vorliegen von Symptomen wird oft als oberflächlich und wenig zielführend empfunden. Schematherapie bietet ein sehr strukturiertes Vorgehen an, mit dem auch diskretere emotionale Muster ohne Symptomwert, die dennoch von den Betroffenen als belastend empfunden werden, fokussiert und analog zur Therapie mit Patienten bearbeitet werden können. Damit lassen sich sowohl ausbildungs- und patientenbezogene als auch personenbezogenen Ziele des Ausbildungskandidaten verfolgen.

Fallbeispiel: Karin L. – Selbsterfahrung

Katrin L., eine 28-jährige Ausbildungskandidatin bringt in der patientenorientierten Selbsterfahrung das Problem zur Sprache, dass es ihr sehr schwerfalle, sich von Patientinnen abzugrenzen (es handelt sich hierbei vorwiegend um Frauen), die ihr vorwurfsvoll begegneten, stark jammerten und auf ihr Leid fokussiert seien und wenig änderungsmotiviert erschienen. Sie habe bei diesen Patientinnen ein Gefühl von übermäßiger Verantwortung und fühle sich schuldig, wenn diese keinen Therapiefortschritt machten. Sie kümmere sich dann oft übermäßig viel, übernehme zu viel Verantwortung, würde den Patientinnen damit aber eher nicht gut helfen.

Die Selbsterfahrungstherapeutin schlägt eine Imaginationsübung zu diesen Schuldgefühlen vor (vgl. Kapitel 4.4.2). Nach der Affektbrücke findet sich Katrin als ca. 10-jähriges Mädchen in einem Bild mit ihrer Mutter, die chronisch depressiv war und zudem häufig an Migräne litt. In dem Bild liegt die Mutter weinend im Bett, die kleine Katrin fühlt sich verantwortlich und überfordert. Sie versucht verzweifelt, aber erfolglos, die Mutter zu trösten. Katrin möchte das Bild überschreiben und betritt als „erwachsene Katrin" das Bild. Sie versichert der kleinen Katrin, dass diese das Problem nicht lösen kann, überträgt dem Vater die Verantwortung für die Versorgung der Mutter und nimmt die kleine Katrin mit zu sich nach Hause. Katrin fühlt sich danach sehr erleichtert, und ist danach im Kontakt mit den entsprechenden Patientinnen sehr viel entspannter. Um sie zudem zu unterstützen, diese Patientinnen nicht nur auszuhalten, sondern auch ihren dysfunktionalen Umgang mit ihrem Leid zu thematisieren, werden in folgenden Sitzungen zusätzliche Stuhldialoge durchgeführt, in der die „erwachsene Katrin" für sich klärt, warum dies auch aus professioneller Sicht wichtig ist, und sich gegen den schuldinduzierenden Elternmodus und den Unterwerfungsmodus abgrenzt, da diese für die betreffenden Patientinnen ohnehin wenig hilfreich sind. Katrins Modusmodell lässt sich grundsätzlich ebenso darstellen wie die Modusmodelle, die in der Therapie verwendet werden (vgl. Abbildung 9).

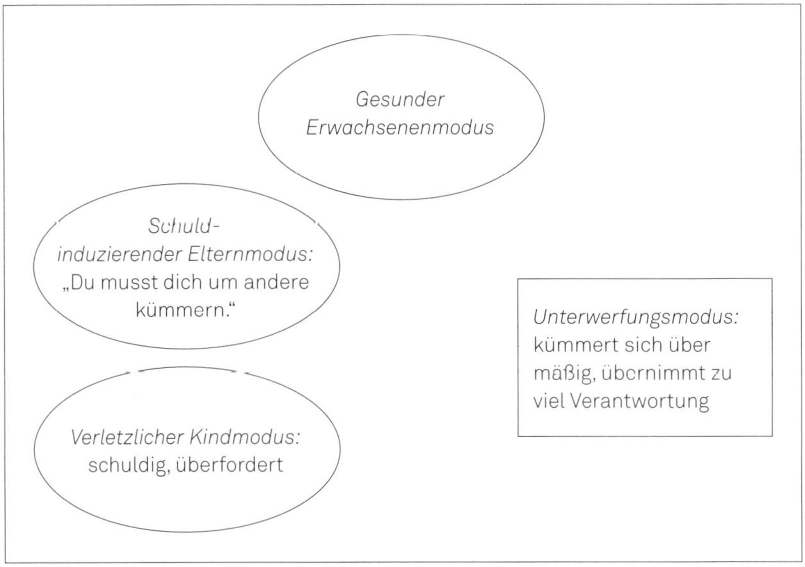

Abbildung 9: Modusmodell von Katrin

4.10 Typische Probleme

4.10.1 Probleme auf Seiten der Patienten

Typische Probleme in der Schematherapie ähneln prinzipiell den Problemen, die in allen Psychotherapieverfahren auftreten können. Möglicherweise treten sie in schematherapeutischen Behandlungen, insbesondere zu deren Beginn, tendenziell deshalb gehäuft auf, weil der Ansatz speziell für Non-Responder auf KVT entwickelt wurde. Das heißt, es werden Patienten angesprochen, die möglicherweise gerade aufgrund der Probleme, die in der Therapie auftreten, bereits erfolglose Therapieversuche hinter sich haben. Dann ist zu erwarten, dass diese Probleme auch in der schematherapeutischen Behandlung auftreten.

Typische Schwierigkeiten, die bei Patienten in einer Schematherapie auftreten können

- *Vermeidung:* Patienten vermeiden Emotionen und Veränderungen.
- *Narzissmus:* Patienten können sich aufgrund narzisstischer Abwertung nicht auf Therapie einlassen.
- *Dependenz:* Patienten suchen Unterstützung, ohne jedoch echte eigene Autonomie anzustreben.
- *Mangelnde Motivation* zur Veränderung aufgrund von Verstärkerbedingungen wie sekundärer Krankheitsgewinn.
- *Intensive negative Emotionen*, die durch imaginative Arbeit ausgelöst werden.

Schwierigkeiten mit modusspezifischen Interventionen begegnen

Grundsätzlich wird beim Auftreten von Problemen der Modus festgestellt, der mit diesem Problem verbunden ist, und modusspezifisch interveniert. Vermeidung wird als vermeidender Beschützermodus konzeptualisiert und darauf bezogene Interventionen eingesetzt. Narzissmus wird mit einem Überkompensationsmodus in Verbindung gebracht, empathisch konfrontiert und begrenzt. Bei intensiven negativen Emotionen durch imaginative Übungen wird die imaginative Arbeit intensiviert und insbesondere nach Möglichkeiten gesucht, innerhalb der imaginativen Übungen verstärkt positive Gefühle zu erzeugen. Gelegentlich wird diskutiert, dass zunächst eine Stabilisierungsphase notwendig ist, bevor Patienten in die Arbeit mit emotionsaktivierenden Techniken einsteigen könnten (z. B. Neuner, 2008). Entsprechend wird gefordert, ImRS-Übungen immer mit einem „sicheren Ort“ zu beginnen und zu beenden. Aus Sicht der Schematherapie sind ImRS-Übungen jedoch langfristig am besten zur Stabilisierung geeignet, und da gerade Patienten mit BPS häufig nicht in der Lage sind, einen sicheren Ort zu imaginieren, muss die Therapiebeziehung zu diesem sicheren Ort werden.

Verstärkerbedingungen und Krankheitsgewinn beachten

Patienten, die auf die klassischen verhaltenstherapeutischen und anderen psychotherapeutischen Methoden wenig ansprechen (Non-Responder), und Patienten mit schwierigen Motivationslagen werden oft in schematherapeutische Behandlungen überwiesen. So zum Beispiel Patienten mit somatoformen Störungen und starker Inanspruchnahme des Gesundheitssystems, mit denen die Hausärztin nicht mehr zurechtkommt, oder fremdmotivierte Patienten (z. B. Therapieauflage vom Jugendamt im Rahmen von Sorgerechtsverhandlungen). Zudem fragen auch Patienten mit langjährigen Behandlungen im Rahmen der psychiatrischen Versorgung und Chronifizierungen gehäuft schematherapeutische Behandlungen nach. Auch mit diesen Patienten auftretende Probleme werden grundsätzlich wie hier beschrieben bearbeitet. Allerdings hat auch die Schematherapie ihre Grenzen. So können beispielsweise die Verstärkerbedingungen einer Patientin für den Verbleib in der Krankenrolle anhand des Modusmodells in einer Schematherapie häufig gut konzeptualisiert werden, doch verändert dies per se die Verstärkerbedingungen nicht. Wie bei allen erfolgreichen Psychotherapien muss auch bei der Schematherapie ein Auftrag des Patienten gegeben sein oder sich zumindest gemeinsam (in der Diagnostikphase) erarbeiten lassen.

Fallbeispiel: Birgit U. –
Chronifizierung und therapiebehindernde Verstärkerbedingungen

Birgit U. ist eine 36-jährige Patientin mit BPS mit starker Chronifizierung. Sie hat nach der Hauptschule eine Ausbildung zur Pflegehelferin abgeschlossen, in diesem Beruf jedoch nur ca. 3 Jahre gearbeitet, danach hatte sie wechselnde Teilzeitjobs (Lagerarbeiten u. Ä.) und ist seit über 10 Jahren krankheitsbedingt arbeitslos. Aktuell ist sie auf Zeit berentet, die nächste Rentenüberprüfung steht in einem halben Jahr an. Neben der BPS (v. a. Selbstverletzungen inkl. Verbrennungen, Stimmungsschwankungen, Essanfälle und Alkoholmissbrauch, Schwierigkeiten in Beziehungen) leidet sie an chronischen Depressionen, einer chronischen Bulimie und langjährigem Alkoholmissbrauch, aktuell nicht mehr mit den Kriterien einer Alkoholabhängigkeit. Durch die Essstörung und Medikamente hat sie mittlerweile einen BMI von ca. 40. In den vergangenen 15 Jahren hat sie eine Vielzahl ambulanter und stationärer Therapien absolviert, alle ohne großen Erfolg. Zudem wurden ihr schon die verschiedensten Medikamente verschrieben, aktuell nimmt sie ein Antidepressivum und ein niederpotentes Neuroleptikum, zudem eine Vielzahl von Medikamenten für die Begleiterscheinungen ihres Übergewichts (Bluthochdruck, beginnende Diabetes). Ihre Möglichkeiten zur sportlichen Betätigung sind aufgrund des Gewichtes und von Gelenkproblemen stark eingeschränkt. Ihre wichtigsten Bezugspersonen neben ihrer Mutter sind ihr Krankengymnast sowie die Ergotherapeutin und die Pflegekraft der Psychiatrischen Institutsambulanz (PIA). Ihre Kindheit war sehr traumatisch, der Vater war ein aggressiver Alkoholiker, zudem wurde Birgit von ihrem Onkel sexuell missbraucht. Die Mutter hat Birgit als Kind nicht geschützt; als sie 12 Jahre alt war, lernte sie jedoch einen anderen Mann kennen und trennte sich von Birgits Vater. Sie hat ein sehr schlechtes Gewissen wegen Birgits traumatischer Kindheit und kümmert sich deshalb heute um sämtliche Belange von Birgit, die noch bei ihr wohnt.

Mit Birgit wird ein schematherapeutischer Behandlungsversuch durchgeführt. Prinzipiell lässt sich ihre Problematik mit dem Modusmodell gut konzeptualisieren. Allerdings wird deutlich, dass sie – vermutlich auch aufgrund der sedierenden Medikation und des Alkoholkonsums – von ImRS-Übungen nicht profitiert, da sie sich in der nächsten Sitzung kaum an sie erinnern kann. Zudem verfolgt sie nicht das Ziel, ein autonomeres Leben zu führen, weil sie sich von Mutter und PIA gut versorgt fühlt und durch eine Verbesserung der Funktionsfähigkeit auch ihren Rentenanspruch nicht gefährden möchte. Die sehr ambivalente Beziehung zur Mutter ist ein Tabuthema in der Therapie, da Birgit diese Beziehung und die mit ihr verbundene Unterstützung auf keinen Fall aufs Spiel setzen möchte. Realistischerweise ist aktuell keine ausreichende Behandlungsmotivation gegeben für das emotional durchaus anstrengende schematherapeutische Vorgehen.

Einfluss von Medikation ungünstig, Verzicht auf Psychopharmaka

In der bisher größten Studie zur Schematherapie bei BPS (Giesen-Bloo et al., 2006) wurde post hoc gefunden, dass diejenigen Patienten, die psychotrope Medikamente einnahmen, weitaus schlechtere Therapieeffekte aufwiesen als unmedizierte Patienten, obwohl sich die beiden Gruppen in anderen Maßen nicht unterschieden. Dies könnte daran liegen, dass die meisten psychotropen Medikamente das (insbesondere negative) emotionale Erleben stark reduzieren. Ohne eine ausreichende affektive Aktivierung sind aber emotionsfokussierende Interventionen, welche den Kern der Schematherapie darstellen, möglicherweise weniger wirkungsvoll. Wir empfehlen daher unseren Patienten generell, nach Möglichkeit auf psychotrope Medikamente während der Schematherapie zu verzichten.

4.10.2 Probleme auf Seiten der Therapeuten

Vermeiden von Konfrontation und Grenzen

Auch die Probleme, die sich auf Seiten der Therapeuten in schematherapeutischen Behandlungen beobachten lassen, unterscheiden sich prinzipiell nicht von denen in anderen Psychotherapien. Therapeuten vermeiden nicht selten klare Konfrontationen mit dysfunktionalen Mustern, weil dies manchmal „nicht nett“ ist. Sie haben zu hohe Ansprüche an die Veränderungsmöglichkeiten des Patienten und überfordern damit sowohl sich als auch den Patienten. Die geforderte Beziehungsgestaltung mit begrenzter Nachbeelterung (vgl. Kapitel 4.1.4) kann dieses Problem verschärfen, auch wenn diese mit den Konzepten der „empathischen Konfrontation“ und dem Grenzen setzen (limit setting) hilfreiche Interventionen anbietet (vgl. dazu ebenfalls Kapitel 4.1.4). Zudem neigen Therapeuten relativ häufig dazu, sich übermäßig für das Wohlergehen anderer verantwortlich zu fühlen, was ebenfalls die Bereitschaft zur Konfrontation und Realitätsorientierung abschwächt. Schematherapeutisch lässt sich dies häufig als schuldinduzierender Elternmodus auf Seiten der Therapeutin identifizieren.

Vermeidung von emotionsfokussierten Interventionen

Ein spezifischeres Problem vieler Therapeuten in der Schematherapie ist die Vermeidung emotionsfokussierender Interventionen. Dies hat vermutlich zum einen schlicht mit Gewohnheiten zu tun und scheint entsprechend bei Kollegen, die viele Jahre ausschließlich verbal gearbeitet haben, eher verstärkt aufzutreten. Darüber hinaus können Therapeuten jedoch auch Angst vor zu intensiven Emotionen und damit verbunden einer Dekompensation des Patienten haben. Nicht selten befürchten Therapeuten auch, dass sie sich, wenn sie eine Patientin in ImRS-Übungen als Elternersatz versorgen (besonders wenn sie sie in der Imagination mit zu sich nach Hause nehmen), diese Verantwortung auch in der Realität übernehmen müssten. Insofern kann auch bei der Vermeidung von emotionsfokussierenden Interventionen letztlich wieder der schuldinduzierende Elternmodus, der übermäßig Verantwortung übernehmen möchte, beteiligt sein.

Einbezug in die Fall-Supervision

In der Supervision lassen sich diese Probleme mit schematherapeutischen Übungen mit den Therapeuten gut lösen. So verbinden wir fallbezogene Supervision mit dem selbsterfahrungsorientierten Lernen der Methode und bieten dem Supervisanden zudem ein Modell für einen unkomplizierten, nicht vermeidenden Umgang mit Gefühlen (vgl. Fallbeispiel „Selbsterfahrung“ auf S. 75). Therapeuten müssen in der Lage sein, emotionsfokussierende Interventionen regelmäßig einzusetzen, und dürfen sich nicht scheuen, einen vulnerablen Kindmodus in der ImRS-Übung mit zu sich nach Hause zu nehmen, wenn dies die einzige Maßnahme ist, die in der Imagination das Gefühl von Sicherheit induziert. Wenn jedoch ein eigener schuldinduzierender Elternmodus ihnen suggeriert, dass sie dann den Patienten auch nach der Sitzung mit zu sich nach Hause nehmen müssten, muss und kann dieser beispielsweise in Stuhldialogen reduziert werden.

Es muss jedoch nicht immer eine übermäßige Tendenz zur Verantwortungsübernahme und zu Schuldgefühlen beim Therapeuten vorliegen, wenn dieser den Einsatz emotionsfokussierender Methoden vermeidet. Weitere Gründe für die Vermeidung imaginativer Verfahren oder von Stuhldialogen sind mangelnde Routine, Unsicherheit im Einsatz dieser Methoden und die Gewohnheit, rein verbal zu arbeiten. Um diese Barrieren zu überwinden, ist letztlich Selbstdisziplin auf Seiten der Therapeutin notwendig. Viele Therapeutinnen neigen dazu, (sehr lange, manchmal für immer) „auf den richtigen Moment“ für den Einsatz dieser Techniken zu warten. Es ist wichtig, sich klarzumachen, dass dieser „richtige Moment“ nicht von selbst auftauchen wird, sondern dass die Therapeutin ihn aktiv herstellen muss. Wir empfehlen Therapeuten, die lernen möchten, konsequent schematherapeutisch zu arbeiten, solange in jeder Sitzung eine emotionsfokussierte Technik einzusetzen, bis sie sich dies zur Gewohnheit gemacht haben. Diese Technik sollte spätestens

20 Minuten nach Beginn der Sitzung begonnen werden, damit dafür ausreichend Zeit zur Verfügung steht.

5 Empirische Befunde

5.1 Konstruktvalidierung

Validierung des Schema-Fragebogens YSQ

Die Forschung zur Schematherapie konzentrierte sich bisher vor allem auf psychometrische Validierungsstudien von Fragebögen zur Diagnostik von Schemata und Schemamodi. Zu verschiedenen Längen- und Sprachversionen des Schema-Fragebogens „Young Schema Questionnaire (YSQ)" wurden mittlerweile mehrere Studien, vorwiegend mit konfirmatorischen Faktorenanalysen, durchgeführt. Diese Studien bestätigen teilweise die angenommene Struktur bzw. Faktoren (z. B. Baranoff, Oei, Cho & Kwon, 2006; Calvete, Estevez, Lopez de Arroyabe & Ruiz, 2005; Hoffart et al., 2005). Für die deutsche Version des YSQ ließen sich die angenommenen 18 Schemata (vgl. Kapitel 2.1.1) faktorenanalytisch bestätigen und es zeigten sich erwartungsgemäße Zusammenhänge mit anderen Maßen der Psychopathologie (Kriston, Schäfer, Jacob, Härter & Hölzel, 2013). Die Schema-Domänen, im Sinne von Faktoren zweiter Ordnung konnten jedoch nicht gefunden werden (Kriston, Schäfer, von Wolff, Härter & Hölzel, 2012).

Validierung des Schemamodus-Fragebogens SMI

Studien zur Validität des Schemamodus-Fragebogens SMI zeigen bisher ebenfalls eine gute Passung des Faktorenmodells mit konstruktkonformen Korrelationen (Lobbestael et al., 2010; Bamelis, Renner, Heidkamp & Arntz, 2011; Reiss et al., 2011). Problematisch ist allerdings, dass die meisten Modi mit bekannten psychopathologischen Aspekten wie Depressivität oder anderen psychiatrischen Symptomen sehr hoch korrelieren, sodass möglicherweise eher unspezifische bzw. generelle Faktoren wie „Neurotizismus" einen großen Teil der Varianz erklären. Aktuelle Studien beschäftigen sich insbesondere auch mit der sehr wichtigen Frage der Reliabilität und Validität der Einschätzung von Schemamodi im Fremdrating. Patienten mit dissozialer Persönlichkeitsstörung betonen in Selbstberichten die Intensität dysfunktionaler Modi schwächer (dissimilieren), während sie funktionale Modi mehr hervorheben als ihre Therapeuten im Fremdurteil (Lobbestael, Arntz, Löbbes & Cima, 2009). Bei Patienten mit anderen Persönlichkeitsstörungen wurde dieser die Validität untergrabende Effekt nicht gefunden.

In einer umfangreichen Studie wurde das Auftreten der verschiedenen Schemamodi (gemessen anhand des SMI) bei Patienten mit verschiedenen Persönlichkeitsstörungen untersucht (Lobbestael, van Vreeswijk & Arntz, 2008; Bamelis et al., 2011). Dabei fanden sich insgesamt die erwarteten Zusammenhänge. Allerdings zeigen einige Persönlichkeitsstörungen Korrelationen mit fast allen Modi, was ebenfalls die Spezifität der Modelle infrage stellt.

Zwei Studien haben bisher das BPS-Modusmodell auch experimentell untersucht. Dabei wurde bestätigt, dass BPS-Patienten auf emotionalen Stress mit einer Verstärkung des distanzierten Beschützermodus reagieren (Arntz, Klokman & Sieswerda, 2005). Lobbestael, Arntz, Cima und Chakhssi (2009) fanden in einem impliziten Assoziationstest und psychophysiologischen Reaktionen Hinweise auf die Aktivierung des forensischen Beutemodus nach einer Ärgerinduktion bei Patienten mit hoher Psychopathie im Rahmen einer dissozialen Persönlichkeitsstörung.

Das Schemakonzept und das Modusmodell sind aufgrund ihrer hohen Komplexität experimentellen Studien grundsätzlich schwer zugänglich. Es bestehen konzeptuell Überschneidungen zwischen vermeidender Schemabewältigung und etwa dem Konzept der „experiential avoidance" (Hayes et al., 2004). Dazu liegen Studien vor, die zeigen konnten, dass ein derartiger Vermeidungsmodus zur Aufrechterhaltung von psychischen Störungen und zu Behandlungsmisserfolgen beiträgt (Fledderus, Bohlmeijer & Pieterse, 2010).

Eine internationale Arbeitsgruppe entwickelt das Schemamodus-Modell aktuell weiter (Arntz et al., 2021) und ergänzte es in diesem Zusammenhang um zwei weitere emotionale Grundbedürfnisse (Bedürfnis nach Selbstkohärenz und Bedürfnis nach Gerechtigkeit) mit drei weiteren dysfunktionalen Schemata (Mangel an kohärenter Identität, Mangel an einer bedeutungsvollen Welt, Ungerechtigkeit). Zudem werden die Schemamodi in diesem Ansatz systematischer aus dem Set von Schemata und Bewältigungsmechanismen abgeleitet. Das so entstehende Modell ist logisch konsistenter, wird aber auch deutlich komplexer. Eine empirische Überprüfung steht noch aus.

5.2 Wirksamkeit

Wirksamkeit bei BPS belegt

Die Wirksamkeit von Schematherapie bei Borderline-Persönlichkeitsstörung im Vergleich zu „Treatment as usual" ist mittlerweile auch metaanalytisch belegt (Rameckers et al., 2021). Nach ersten positiven Fallberichten (Nordahl & Nysaeter, 2005), stellt die Studie von Giesen-Bloo et al. (2006) die erste große randomisierte, kontrollierte Studie zur Wirksamkeit der Schematherapie bei emotional instabilen Persönlichkeitsstörungen (BPS) dar. Die Befunde zu einer dreijährigen schematherapeutischen Behandlung mit durchschnittlich zwei Sitzungen pro Woche zeigten im Vergleich zu einer psychodynamischen, übertragungsfokussierten Therapie sehr gute Effekte. Die Schematherapie war bezüglich der Symptommaße, der Abbrecherrate und des Kosten-Nutzen-Verhältnisses signifikant besser (van Asselt et al., 2008). In einer Folgestudie, bei der Schematherapie in der regulären Versorgung untersucht wurde und die Sitzungszahlen deutlich reduziert waren (im ersten Jahr zwei wöchentliche Sitzungen, im zweiten Jahr eine wöchentliche Sitzung, im dritten Jahr eine Sitzung alle zwei Wochen), zeigten sich vergleichbar gute Effekte, die zudem unabhängig davon waren, ob die Therapeuten außerhalb der regulären Arbeitszeiten telefonisch für die Studienpatienten erreichbar waren (Nadort et al., 2009).

Gruppen-Schematherapie bei BPS

Parallel wurde Schematherapie für BPS auch als gruppentherapeutisches Verfahren entwickelt (Farrell & Shaw, 2012). In einer ersten kleineren kontrollierten Studie zeigten sich hervorragende Effekte (Farrell, Shaw & Webber, 2009). Daher wurde in der Folge eine große internationale Studie aufgesetzt, in der zwei Formen des gruppentherapeutischen Formates untersucht wurden – zum einen reine Gruppentherapie, zum anderen die Kombination von Einzel- und Gruppensitzungen (Wetzelaer et al., 2014). Hier zeigte sich eine klare Überlegenheit der Kombination aus Einzel- und Gruppentherapie (Arntz et al., 2022).

Zudem wurde in den letzten Jahren mit Erfolg über die Schematherapie bei anderen Persönlichkeitsstörungen (narzisstisch, paranoid, histrionisch, ängstlich, vermeidend) berichtet (Gude & Hoffart, 2008; Arntz, 2011b). Es zeigt sich unter Schematherapie (50 individuelle Sitzungen über zwei Jahre), im Vergleich mit verschiedenen anderen Behandlungen, eine niedrigere Abbruchrate und eine deutlichere Symptomreduktion (Bamelis, Evers, Spinhoven & Arntz, 2014).

In einer sehr aufwändigen und langwierigen kontrolliert-randomisierten Studie mit forensischen Patienten mit dissozialen Persönlichkeitsstörungen zeigte sich, dass Schematherapie gegenüber der üblichen psychiatrischen Behandlung hinsichtlich der Rückfallrate in aggressives und kriminelles Verhalten überlegen war (Bernstein et al., 2021).

Essstörungen, dissoziative Identitätsstörung, Zwangsstörungen

Weitere Forschungsvorhaben befassen sich mit der Anwendung von Schematherapie bei Patienten mit Essstörungen (Simpson, Morrow, van Vreeswijk & Reid, 2010), dissoziativer Identitätsstörung (Huntjens, Rijkeboer & Arntz, 2019), Patienten mit Autismus und komorbider Persönlichkeitsstörung (Vuijk & Arntz, 2017) und bei therapieresistenten Zwängen (Gross et al., 2012).

6 Weiterführende Literatur

Arntz, A. & van Genderen, H. (2010). *Schematherapie bei Borderline-Persönlichkeitsstörung.* Weinheim: Beltz. (Manual zur Schematherapie bei BPS)

Fassbinder, E., Schweiger, U. & Jacob, G. (2011). *Therapietools Schematherapie.* Weinheim: Beltz. (Therapiematerialien zum Modusansatz)

Jacob, G. & Arntz, A. (2011). *Schematherapie in der Praxis.* Weinheim: Beltz. (Ausführliches Manual zur Anwendung des Schemamodus-Ansatzes) https://doi.org/10.1007/s00278-011-0821-8

Jacob, G., van Genderen, H. & Seebauer, L. (2011). *Andere Wege gehen. Lebensmuster verstehen und verändern – ein schematherapeutisches Selbsthilfebuch.* Weinheim: Beltz. (Patienten- und Selbsthilfebuch zum Modusansatz)

Roediger, E. & Jacob, G. (2011). *Fortschritte der Schematherapie. Konzepte und Anwendungen.* Göttingen: Hogrefe. (Überblick über aktuelle Entwicklungen in verschiedenen Störungen und Settings)

Young, J. E., Klosko, S. & Weishaar, M. E. (2008). *Schematherapie. Ein praxisorientiertes Handbuch.* Paderborn: Junfermann. (Grundlagenbuch von Jeffrey Young)

7 Literatur

Arntz, A. (2011b). Schematherapie für Cluster C-Persönlichkeitsstörungen. *Zeitschrift für Psychologie, Psychotherapie und Psychiatrie, 59,* 195–204. https://doi.org/10.1024/1661-4747/a000071

Arntz, A. (2012). Imagery rescripting as a therapeutic technique: Review of clinical trials, basic studies, and research agenda. *Journal of Experimental Psychopathology, 3,* 189–208. https://doi.org/10.5127/jep.024211

Arntz, A., Jacob, G. A., Lee, C. W., Brand-de Wilde, O. M., Fassbinder, E., Harper, R. P. et al. (2022). Effectiveness of predominantly group schema therapy and combined individual and group schema therapy for borderline personality disorder: a randomized clinical trial. *JAMA Psychiatry, 79*(4), 287–299.

Arntz, A., Klokman, J. & Sieswerda, S. (2005). An experimental test of the schema mode model ob borderline personality disorder. *Journal of Behavior Therapy and Experimental Psychiatry, 36,* 226–239. https://doi.org/10.1016/j.jbtep.2005.05.005

Arntz, A., Rijkeboer, M., Chan, E., Fassbinder, E., Karaosmanoglu, A., Lee, C. W. & Panzeri, M. (2021). Towards a reformulated theory underlying schema therapy: Position paper of an international workgroup. *Cognitive Therapy and Research, 45,* 1007–1020. https://doi.org/10.1007/s10608-021-10209-5

Arntz, A., Tiesema, M. & Kindt, M. (2007). Treatment of PTSD: A comparison of imaginal exposure with and without imagery rescripting. *Journal of Behavior Therapy and Experimental Psychiatry, 38,* 345–370. https://doi.org/10.1016/j.jbtep.2007.10.006

Bamelis, L. L. M., Evers, S. M. A. A., Spinhoven, P. & Arntz, A. (2014). Results of a multi-centered randomized controlled trial on the clinical effectiveness of schema therapy for personality disorders. *The American Journal of Psychiatry, 171*(3), 305–322. https://doi.org/10.1176/appi.ajp.2013.12040518

Bamelis, L. L. M., Renner, F., Heidkamp, D. & Arntz, A. (2011). Extended schema mode conceptualizations for specific personality disorders: An empirical study. *Journal of Personality Disorders, 25,* 41–58. https://doi.org/10.1521/pedi.2011.25.1.41

Baranoff, J., Oei, T. P. S., Cho, S. H. & Kwon, S.-M. (2006). Factor structure and internal consistency of the Young Schema Questionnaire (Short Form) in Korean and Australian samples. *Journal of Affective Disorders, 93,* 133–140. https://doi.org/10.1016/j.jad.2006.03.003

Beesdo-Baum, K., Zaudig, M. & Wittchen, H.-U. (2019). *Strukturiertes Klinisches Interview für DSM-5® – Persönlichkeitsstörungen (SCID-5-PD). Deutsche Bearbeitung des Structured Clinical Interview for DSM-5® – Personality Disorders von Michael B. First, Janet B. W. Williams, Lorna Smith Benjamin, Robert L. Spitzer.* Göttingen: Hogrefe.

Bernstein, D. P., Keulen-de Vos, M., Clercx, M., de Vogel, V., Kersten, G. C. M., Lancel, M., Jonkers, P. P., Bogaerts, S., Slaats, M., Broers, N. J., Deenen, T. A. M. & Arntz, A. (2021). Schema therapy for violent PD offenders: A randomized clinical trial. *Psychological Medicine,* 1–15. https://doi.org/10.1017/S0033291721001161

Calvete, E., Estevez, A., Lopez de Arroyabe, E. & Ruiz, P. (2005). The Schema Questionnaire – Short Form: Structure and relationship with automatic thoughts and symptoms of affective disorders. *European Journal of Psychological Assessment, 21,* 90–99. https://doi.org/10.1027/1015-5759.21.2.90

Farrell, J. M. & Shaw, I. A. (2012). *Group schema therapy for borderline personality disorder.* Sussex: Wiley. https://doi.org/10.1002/9781119943167

Farrell, J., Shaw, I. & Webber, M. (2009). A schema-focused approach to group psychotherapy for outpatients with borderline personality disorder: A randomized controlled trial. *Journal of Behavior Therapy and Experiential Psychology, 40,* 317–328. https://doi.org/10.1016/j.jbtep.2009.01.002

Fledderus, M., Bohlmeijer, E. T. & Pieterse, M. E. (2010). Does experiential avoidance mediate the effects of maladaptive coping styles on psychopathology and mental health? *Behavior Modification, 34,* 503–519. https://doi.org/10.1177/0145445510378379

Fydrich, T., Renneberg, B., Schmitz, B. & Wittchen, H.-U. (1997). *Strukturiertes Klinisches Interview für DSM-IV, Achse II: Persönlichkeitsstörungen.* Göttingen: Hogrefe.

Giesen-Bloo, J., van Dyck, R., Spinhoven, P., van Tilburg, W., Dirksen, C., van Asselt, T., Kremer, I., Nadort, M. & Arntz, A. (2006). Outpatient psychotherapy for borderline personality disorder. Randomized trial of Schema-Focused Therapy versus Transference-Focused Psychotherapy. *Archives of General Psychiatry, 63,* 649–658. https://doi.org/10.1001/archpsyc.63.6.649

Grawe, K. (2004). *Neuropsychotherapie.* Göttingen: Hogrefe.

Gross, E. N., Stelzer, N. & Jacob, G. A. (2012). Treating obsessive-compulsive disorder with the schema mode model. In M. van Vreeswijk, J. Broersen & M. Nadort (Eds.), *Handbook of schema therapy: Theory, research and practice* (pp. 173–184). Sussex: Wiley.

Gude, T. & Hoffart, A. (2008). Change in interpersonal symptoms after cognitive agoraphobia and schema-focused therapy versus psychodynamic treatment as usual of inpatients with agoraphobia and Cluster C personality disorder. *Scandinavian Journal of Psychology, 49,* 195–199. https://doi.org/10.1111/j.1467-9450.2008.00629.x

Hackmann, A., Bennett-Levy, J. & Holmes, E. A. (2012). *Imagination in der Kognitiven Therapie.* Weinheim: Beltz.

Hautzinger, M. (2021). *Kognitive Verhaltenstherapie bei Depressionen (8. Auflage).* Weinheim: Beltz.

Hautzinger, M. & Pössel, P. (2017). *Kognitive Interventionen.* Göttingen: Hogrefe. https://doi.org/10.1026/02831-000

Hayes, S.C., Strosahl, K., Wilson, K.G., Bissett, R.T., Pistorello, J., Toarmino, D., Polusny, M.A., Dykstra, T.A., Batten, S.V., Bergan, J., Stewart, S.H., Zvolensky, M.J., Eifert, G.H., Bond, F.W., Forsyth, J.P., Karekla, M. & McCurry, S.M. (2004). Measuring experiential avoidance: A preliminary test of a working model. *The Psychological Record, 54,* 553–578.

Hesse, P.U. (2009). *Teilearbeit: Konzepte von Multiplizität in ausgewählten Bereichen moderner Psychotherapie.* Heidelberg: Carl Auer.

Hoffart, A., Sexton, H., Hedley, L.M., Wang, C.E., Holthe, H., Haugum, J.A., Nordahl, H.M., Hovland, O.J. & Holte, A. (2005). The structure of maladaptive schema: A confirmatory factor analysis and a psychometric evaluation of factor-derived scale. *Cognitive Therapy and Research, 29,* 627–644. https://doi.org/10.1007/s10608-005-9630-0

Huntjens, R.J.C., Rijkeboer, M.M., & Arntz, A. (2019). Schema therapy for Dissociative Identity Disorder (DID): Rationale and study protocol. *European Journal of Psychotraumatology, 10*(1), 1571377. https://doi.org/10.1080/20008198.2019.1571377

Jacob, G.A. (2011). Überlegungen zur Nutzung schematherapeutischer Konzepte in der Selbsterfahrung bei der Ausbildung von Verhaltenstherapeuten. *Verhaltenstherapie, 21,* 188–192. https://doi.org/10.1159/000330209

Jacob, G.A. & Arntz, A. (2011). *Schematherapie in der Praxis.* Weinheim: Beltz.

Kriston, L., Schäfer, J., Jacob, G.A., Härter, M. & Hölzel, L. (2013). Reliability and validity of the German version of the Young Schema Questionnaire – Short Form 3 (YSQ-S3). *European Journal of Psychological Assessment, 29*(3), 205–212. https://doi.org/10.1027/1015-5759/a000143

Kriston, L., Schäfer, J., von Wolff, A., Härter, M. & Hölzel, L. (2012). The latent factor structure of Young's early maladaptive schemas: Are schemas organized into domains? *Journal of Clinical Psychology, 68,* 684–698. https://doi.org/10.1002/jclp.21846

Kröger, C., Vonau, M., Kliem, S., Röpke, S., Kosfelder, J. & Arntz, A. (2013). Psychometric properties of the German version of the Borderline Personality Disorder Severity Index – Version IV. *Psychopathology, 46*(6), 396–403. https://doi.org/10.1159/000345404

Lobbestael, J., Arntz, A., Cima, M. & Chakhssi, F. (2009). Effects of induced anger in patients with antisocial personality disorder. *Psychological Medicine, 39,* 557–568. https://doi.org/10.1017/S0033291708005102

Lobbestael, J., Arntz, A., Harkema-Schouten, P. & Bernstein, D. (2009). Development and psychometric evaluation of a new assessment method for childhood maltreatment experiences: The Interview for Traumatic Events in Childhood (ITEC). *Child Abuse and Neglect, 33,* 505–17. https://doi.org/10.1037/t14780-000

Lobbestael, J., Arntz, A., Löbbes, A. & Cima, M. (2009). A comparative study of patients and therapists' report of schema modes. *Journal of Behavior Therapy and Experimental Psychiatry, 40,* 571–579. https://doi.org/10.1016/j.jbtep.2009.08.001

Lobbestael, J., van Vreeswijk, M. & Arntz, A. (2007). Shedding light on schema modes: A clarification of the mode concept and its current research status. *Netherlands Journal of Psychology, 63,* 76–85.

Lobbestael, J., van Vreeswijk, M. & Arntz, A. (2008). An empirical test of schema mode conceptualizations in personality disorders. *Behaviour Research and Therapy, 46,* 854–860. https://doi.org/10.1016/j.brat.2008.03.006

Lobbestael, J., van Vreeswijk, M., Spinhoven, P., Schouten, E. & Arntz, A. (2010). Reliability and validity of the short Schema Mode Inventory (SMI). *Behavioral and Cognitive Psychotherapy, 38,* 437–458. https://doi.org/10.1017/S1352465810000226

Nadort, M., Arntz, A., Smit, J.H., Giesen-Bloo, J., Eikelenboom, M., Spinhoven, P., van Asselt, T., Wensing, M. & van Dyck, R. (2009). Implementation of outpatient schema therapy for borderline personality disorder with versus without crisis support by the therapist outside office hours: A randomized trial. *Behaviour Research and Therapy, 47,* 961–973. https://doi.org/10.1186/1471-244X-9-64

Neuner, F. (2008). Stabilisierung vor Konfrontation in der Traumatherapie – Grundregel oder Mythos? *Verhaltenstherapie, 18,* 109–118. https://doi.org/10.1159/000134006

Nordahl, H.M. & Nysaeter, T.E. (2005). Schema therapy for patients with borderline personality disorder: a single case series. *Journal of Behavior Therapy and Experimental Psychiatry, 36,* 254–264. https://doi.org/10.1016/j.jbtep.2005.05.007

Oei, T.P.S. & Baranoff, J. (2007). Young schema questionnaire: Review of psychometric and measurement issues. *Australian Journal of Psychology, 59,* 78–86. https://doi.org/10.1080/00049530601148397

Oelkers, C., Hautzinger, M. & Bleibel, M. (2007). *Zwangsstörungen. Ein kognitiv-verhaltenstherapeutisches Behandlungsmanual.* Weinheim: Beltz.

Potreck-Rose, F. & Jacob, G. (2008). *Selbstzuwendung, Selbstakzeptanz, Selbstvertrauen: psychotherapeutische Interventionen zum Aufbau von Selbstwertgefühl* (5. Auflage). Stuttgart: Pfeiffer bei Klett-Cotta.

Rameckers, S.A., Verhoef, R.E.J., Grasman, R.P., Cox, W.R., van Emmerik, A.A.P., Engelmoer, I.M. & Arntz, A. (2021). Effectiveness of psychological treatments for borderline personality disorder and predictors of treatment outcomes: A multivariate multilevel meta-analysis of data from all design types. *Journal of Clinical Medicine, 10*(23), 5622. https://doi.org/10.3390/jcm10235622

Reiss, N., Dominiak, P., Harris, D., Knörnschild, C., Schouten, E. & Jacob, G.A. (2011). Reliability and validity of the German version of the revised schema mode inventory (SMI). *European Journal of Psychological Assessment, 28*(4), 297. https://doi.org/10.1027/1015-5759/a000110

Roediger, E. (2008). *Praxis der Schematherapie.* Stuttgart: Schatthauer.

Roediger, E. & Jacob, G. (2011). *Fortschritte der Schematherapie. Konzepte und Anwendungen.* Göttingen: Hogrefe.

Seebauer, L. & Jacob, G. (2021). *Imaginative Überschreiben.* Göttingen: Hogrefe. https://doi.org/10.1026/02821-000

Sheehan, D.V., Lecrubier, V., Sheehan, K.H., Amorim, P., Janavs, J., Weiller, E. et al. (1998). The Mini-International Neuropsychiatric Interview (M.I.N.I.): the development and validation of a structured diagnostic psychiatric interview for DSM-IV and ICD-10. *Journal of Clinical Psychiatry, 59,* 22–33.

Simpson, S.G., Morrow, E., van Vreeswijk, M. & Reid, C. (2010). Group schema therapy for eating disorders: A pilot study. *Frontiers in Psychology, 1,* 182. https://doi.org/10.3389/fpsyg.2010.00182

van Asselt, A.D., Dirksen, C.D., Arntz, A., Giesen-Bloo, J.H., van Dyck, R., Spinhoven, P., van Tilburg, W., Kremers, I.P., Nadort, M. & Severens, J.L. (2008). Out-patient psychotherapy for borderline personality disorder: Cost-effectiveness of schema-focused therapy v. transference-focused psychotherapy. *British Journal of Psychiatry, 192,* 450–457.

Vuijk, R. & Arntz, A. (2017). Schema therapy as treatment for adults with autism spectrum disorder and comorbid personality disorder: Protocol of a multiple-baseline case series study testing cognitive-behavioral and experiential interventions. *Contemporary Clinical Trials Communications, 5*, 80–85. https://doi.org/10.1016/j.conctc.2017.01.001

Wetzelaer, P., Farrell, J., Evers, S.M., Jacob, G.A., Lee, C.W., Brand, O., van Breukelen, G., Fassbinder, E., Fretwell, H., Harper, R.P., Lavender, A., Lockwood, G., Malogiannis, I.A., Schweiger, U., Startup, H., Stevenson, T., Zarbock, G. & Arntz, A. (2014). Design of an international multicentre RCT on group schema therapy for borderline personality disorder. *BMC Psychiatry, 14*, 319.

Wingenfeld, K., Spitzer, C., Mensebach, C., Grabe, H.-J., Hill, A., Gast, U., Schlosser, N., Höpp, H., Beblo, T. & Driessen, M. (2010). Die deutsche Version des Childhood Trauma Questionnaire (CTQ): Erste Befunde zu den psychometrischen Kennwerten. *Psychotherapie, Psychosomatik, medizinische Psychologie, 60*, 442–450. https://doi.org/10.1055/s-0030-1253494

Young, J.E., Klosko, S. & Weishaar, M.E. (2008). *Schematherapie. Ein praxisorientiertes Handbuch.* Paderborn: Junfermann.

8 Kompetenzziele und Lernkontrollfragen

Kompetenzziele

Folgendes Wissen und folgende Kompetenzen sollen durch die Lektüre dieses Buches erworben werden:

1. Die Indikation für eine Schematherapie zu stellen.
2. Ein schematherapeutisches Modusmodell für verschiedene Patientinnen und Patienten zu entwickeln.
3. Das Modusmodell mit der Patientin bzw. dem Patienten zu besprechen.
4. Geeignete Interventionen zu wählen und durchzuführen.
5. Stuhldialoge mit Bewältigungs- und dysfunktionalen Elternmodi durchzuführen.
6. Imaginationsübungen für verletzliche Kindmodi umzusetzen.
7. Blockaden zu identifizieren und im schematherapeutischen Fallkonzept zu adressieren.

Lernkontrollfragen

1. Was sind typische Interventionen in der Schematherapie?
   a) Stuhldialoge und imaginatives Überschreiben
   b) Sokratische Dialoge und paradoxe Techniken
   c) Deutung und Analyse der Gegenübertragung
   d) Achtsamkeitsübungen und Entspannungstechniken

2. Wann sollten Sie eher *nicht* an Schematherapie als therapeutischen Ansatz denken?
   a) Borderline-Persönlichkeitsstörung
   b) Selbsterfahrung
   c) Panikstörung
   d) Antisoziale Persönlichkeitsstörung

3. Was sind typische Modi bei der Borderline-Persönlichkeitsstörung?
   a) Verwöhntes Kind, gesunder Erwachsener, aggressiver Beschützermodus
   b) Verletztes Kind, ärgerliches Kind, distanzierter Beschützermodus
   c) Gesunder Erwachsener, starker Krieger, Bully & Attack
   d) Süchtige Abwehr, abhängiges Kind, aggressive Vermeidung

4. Was ist das häufigste Problem in der Schematherapie auf Seiten der Therapeutinnen und Therapeuten?
   a) Schlecht fokussierte sokratische Dialoge
   b) Vermeidung emotionsfokussierter Techniken
   c) Falsches Platzieren der Stühle im Stuhldialog
   d) Zu wenig kognitive Arbeit

5. Welche Aussage ist zutreffend?
   a) Die Effektivität der Schematherapie ist bei einer breiten Palette von Störungen nachgewiesen.
   b) Schematherapie ist insbesondere zur Behandlung von Sucht- und Panikstörungen geeignet.
   c) Zur Schematherapie bei Borderline-Persönlichkeitsstörung liegen einige Studien vor, für andere Störungen ist die Studienlage unbefriedigend.
   d) Es gibt keinerlei Evidenz zur Schematherapie bei forensischen Patienten.

6. Welche Bedeutung haben imaginative Techniken in der Schematherapie?
   a) Schematherapie sollte immer mit EMDR kombiniert werden.
   b) Imaginative Techniken spielen keine besondere Rolle in der Schematherapie.
   c) Bei imaginativen Techniken geht es insbesondere um Stabilisierung und Techniken wie den „sicheren Ort".
   d) Imaginatives Überschreiben ist eine zentrale Technik.

7. Welche Aussage zu Stuhldialogen in der Schematherapie ist richtig?
   a) Stuhldialoge sind besonders zur Konfrontation mit Bewältigungsmodi und zur Reduktion von strafenden Elternmodi geeignet.
   b) Stuhldialoge folgen immer dem Ansatz von Paul Gilbert zur Reduktion von Perfektionismus.
   c) Stuhldialoge werden nur in Ausnahmefällen eingesetzt.
   d) Stuhldialoge sind besonders zum Heilen verletzlicher Kindmodi geeignet.

8. Wie lässt sich die therapeutische Beziehung in der Schematherapie beschreiben?
   a) Abstinent
   b) Sokratisch
   c) Adoption
   d) Begrenztes Nachbeeltern

Beantworten Sie die hier abgedruckten Lernkontrollfragen in unserem Continuing Education Portal und sammeln Sie einfach und bequem Fortbildungspunkte der Kategorie D für Fachkräfte im Bereich Psychotherapie (CE). Der Zugang zu zertifizierten Online-Fortbildungen steht Ihnen rund um die Uhr zur Verfügung. Mehr Informationen zu diesem kostenpflichtigen Service finden Sie unter: ce.hogrefe.com

9 Anhang

Arbeitsblatt: Schema-Memo[2]
1. Das augenblickliche Gefühl identifizieren:
Im Moment fühle ich (Emotion) ____________________
weil (Auslöser, Trigger) ____________________
____
2. Identifikation des Schemas/Modus:
Ich weiß, dass das wahrscheinlich dieser Modus ist: ____________________
____
Diesen habe ich erworben, weil (Auslösesituation/Lerngeschichte) ____________________
____
Meine Reaktion ist oft (Vermeidung, Überkompensation, Erdulden) ____________________
____
(typische Verhaltensweisen) ____________________
3. Realitätsprüfung:
Obwohl ich glaube, dass (negative Kognition) ____________________
____
ist die Realität, dass (gesunder Gedanke) ____________________
____
Konkrete Beweise: ____________________
____
4. Verhaltensalternativen:
Obwohl mir danach ist, (Verhalten im Modus) ____________________
____
könnte ich auch (alternatives gesundes Verhalten) ____________________

2 In Anlehnung an Roediger (2008).

Patienteninformation **1/3**

Was ist Schematherapie?

Schematherapie ist eine Weiterentwicklung der Verhaltenstherapie, die v.a. für Klientinnen und Klienten mit komplexen und chronischen psychischen Problemen entwickelt wurde. Sie befasst sich nicht nur mit aktuellen Problemen, sondern auch mit deren Entstehung in der Kindheit und Jugend.

Was ist ein Schema?

Jeder Mensch entwickelt in seiner Kindheit Konzepte (Schemata) von sich selbst, von anderen und von der Welt. Diese Schemata sind die Grundlage dafür, wie er später mit den verschiedenen Situationen im Erwachsenenleben umgeht. Ein Schema beinhaltet Erinnerungen, Gefühle, Gedanken und Verhaltensweisen. Wenn die Grundbedürfnisse von Kindern (z. B. Sicherheit, Liebe, Akzeptanz oder Freiheit, sich auszudrücken) erfüllt werden, entstehen gesunde Schemata und Kinder bekommen ein weitgehend positives Bild von sich und der Welt. Manche Menschen erfahren jedoch während ihrer Kindheit keine ausreichende Unterstützung, sondern werden emotional vernachlässigt. Dadurch können sie keine so gesunden Schemata entwickeln, es entstehen im Zusammenspiel mit dem Temperament des Kindes problematische Schemata. Wenn sogenannte traumatische Erfahrungen wie der Verlust eines Elternteils oder emotionaler, körperlicher oder sexueller Missbrauch hinzukommen, ist die Wahrscheinlichkeit für die Entstehung dysfunktionaler Schemata noch größer.

Was sind dysfunktionale Bewältigungsstrategien?

Bewältigungsstrategien sind Wege, die mit den Schemata zusammenhängenden negativen Gefühle zu bewältigen. Es gibt drei Wege, mit diesen Gefühlen umzugehen: Erstarren, Fliehen oder Kämpfen. Das lässt sich zum Beispiel auch bei Angst und Bedrohung im Tierreich beobachten. Werden bei Menschen Schemata aktiv, so reagieren sie mit einer dieser Methoden:

- Unterwerfung (Erstarren, Schema-bestätigendes Verhalten).
- Vermeidung (Flucht, Schema-vermeidendes Verhalten).
- Überkompensation (Kampf, dem Schema entgegengesetztes Verhalten).

Was ist ein Modus?

Bei Patientinnen und Patienten mit chronischen psychischen Problemen sind häufig so viele Schemata und Bewältigungsstrategien gleichzeitig aktiviert, dass es kaum möglich ist, den Überblick zu behalten. Für solche Fälle wurde das Modusmodell entwickelt. Ein Modus ist wie ein Programm, das das Fühlen, Denken und Handeln in einer Situation steuert. Ist ein bestimmter Modus aktiv, wird alles aus dieser Perspektive erlebt. Schemata sind eher überdauernde Eigenschaften, während Modi sehr schnell wechseln können und den aktuellen Gefühlszustand beschreiben.

Modustypen

- *Kindmodi.* In den kindlichen Modi werden Menschen von ihren Gefühlen überflutet und fühlen sich diesen unter Umständen sogar ausgeliefert. Sie können sich beispielsweise sehr traurig, verlassen und hilflos fühlen oder auch sehr wütend und ärgerlich.
- *Strafende oder fordernde Elternmodi.* In diesen Modi gehen Menschen sehr hart mit sich ins Gericht. Sie finden sich wertlos, fordern viel Leistung und bestrafen sich für kleinste Fehler.
- *Bewältigungsmodi.* In den Bewältigungsmodi versuchen Menschen mit den emotionalen Schmerzen, die durch die kindlichen und Elternmodi ausgelöst werden, umzugehen. Dazu werden die oben beschriebenen Bewältigungsstrategien angewendet.
- *Modus des gesunden Erwachsenen.* In diesem Modus können Menschen mit ihren Emotionen umgehen, Probleme lösen und gute Beziehungen zu anderen Menschen gestalten. Sie sind sich ihrer Bedürfnisse, Möglichkeiten und Grenzen bewusst und verfolgen ihre Ziele.

Jeder Mensch hat verschiedene gesunde und problematische Modi. Zu jedem Zeitpunkt sind manche Modi mehr und manche weniger aktiv, ohne dass uns das immer ganz bewusst ist. Menschen können jedoch lernen, zu erkennen, welcher Modus gerade aktiviert ist. So kann man lernen, das eigene Handeln, Fühlen und Denken besser zu verstehen und gegebenenfalls schrittweise zu verändern, wenn es zu Schwierigkeiten führt.

Ziele der Schematherapie

Die Therapeutin bzw. der Therapeut hat in der Schematherapie das Ziel und die Aufgabe, die kindlichen Modi zu versorgen und zu trösten, sodass ihre Bedürfnisse im Hier und Jetzt erfüllt werden und neue gesündere Schemata erlernt werden können. Gleichzeitig müssen dazu die strafenden Elternmodi bekämpft und abgeschwächt werden. Die Bewältigungsstrategien sollen hinterfragt und gegebenenfalls ebenfalls reduziert werden. Das allerwichtigste Ziel ist es, den Modus des gesunden Erwachsenen so zu stärken, dass die Patientin oder der Patient selbst immer besser für sich sorgen kann.

Woraus besteht die Therapie?

Die Schematherapie nutzt verschiedene Methoden und Übungen, um diese Ziele zu erreichen. Dabei ist die therapeutische Beziehung besonders wichtig. Die therapeutischen Techniken setzen an drei Ebenen an:

- am Denken (kognitive Techniken),
- am Fühlen (emotionsorientierte Techniken) und
- am Handeln (verhaltensbezogene Techniken).

Patienteninformation	3/3

Beziehung zur Therapeutin bzw. zum Therapeuten

Eine sichere therapeutische Beziehung ist zentral in der Schematherapie. Im Rahmen der „begrenzten elterlichen Fürsorge“ erfüllt die Therapeutin bzw. der Therapeut in einem begrenzten Ausmaß die in der Kindheit nicht erfüllten Bedürfnisse der Patientin bzw. des Patienten. Therapeutinnen und Therapeuten helfen den Patientinnen und Patienten, Dinge zu lernen, die sie in ihrer Kindheit nicht lernen konnten. Sie unterstützen ihre Patientinnen und Patienten, anstatt sie zu kritisieren oder zu bestrafen, sodass diese neue Beziehungserfahrungen machen und neue emotionale Reaktionen lernen können.

Was können Sie erwarten?

Eine Kombination der beschriebenen Techniken führt zu einer Stärkung des gesunden Erwachsenenmodus mit dem Ziel, dass Patientinnen und Patienten ihr Leben besser entsprechend ihrer eigenen Ziele und Werte gestalten können und mehr Kompetenz im Umgang mit anderen Menschen und sich selbst (eigene Bedürfnisse, Emotionen, Möglichkeiten und Grenzen) erlangen.

Schemamodus Inventar (SMI-1)[3] 1/8

Im Folgenden werden Aussagen gemacht, wie Personen sich selbst beschreiben könnten. Bitte schätzen Sie pro Aussage ein, **wie oft** diese auf Sie **im Allgemeinen** zutrifft. Nutzen Sie bitte dazu die Häufigkeitsskala und machen Sie ein Kreuz in der entsprechenden Spalte.

Häufigkeit: Im Allgemeinen
1 = Nie oder fast nie 2 = Selten 3 = Gelegentlich
4 = Öfters 5 = Meistens 6 = Immer

Im Allgemeinen ...	Nie oder fast nie	Selten	Gelegentlich	Öfters	Meistens	Immer
1. Indem ich anderen zeige, dass mit mir nicht zu spaßen ist, verschaffe ich mir Respekt.	1	2	3	4	5	6
2. Ich fühle mich geliebt und akzeptiert.	1	2	3	4	5	6
3. Ich gönne mir kein Vergnügen, weil ich es nicht verdiene.	1	2	3	4	5	6
4. Ich fühle mich unzureichend, mangelhaft oder wertlos.	1	2	3	4	5	6
5. Ich habe den Drang, mich selbst zu bestrafen, indem ich mir selbst wehtue (z.B. mich schneide).	1	2	3	4	5	6
6. Ich fühle mich verloren.	1	2	3	4	5	6
7. Ich bin hart zu mir selbst.	1	2	3	4	5	6
8. Ich gebe mir größte Mühe, es anderen recht zu machen, um Konflikte, Auseinandersetzungen oder Zurückweisungen zu vermeiden.	1	2	3	4	5	6
9. Ich kann mir selbst nicht vergeben.	1	2	3	4	5	6
10. Ich tue Dinge, um im Mittelpunkt der Aufmerksamkeit zu stehen.	1	2	3	4	5	6
11. Ich reagiere gereizt, wenn andere nicht das tun, was ich von ihnen erwarte.	1	2	3	4	5	6
12. Ich kann meine Impulse schlecht kontrollieren.	1	2	3	4	5	6
13. Wenn ich ein Ziel nicht erreichen kann, bin ich schnell frustriert und gebe auf.	1	2	3	4	5	6

3 © Lobbestael, van Vreeswijk, Spinhoven, Schouten und Arntz (2010); dt. Übersetzung: Rothemund, Pillmann, Dominiak und Jacob. Abdruck erfolgt mit Genehmigung der Autoren.

Im Allgemeinen ...	Nie oder fast nie	Selten	Gelegentlich	Öfters	Meistens	Immer
14. Ich habe Wutanfälle.	1	2	3	4	5	6
15. Ich handele impulsiv oder äußere Emotionen so, dass es mich in Schwierigkeiten bringt oder andere Menschen verletzt.	1	2	3	4	5	6
16. Es ist meine Schuld, wenn etwas Schlimmes passiert.	1	2	3	4	5	6
17. Ich bin zufrieden und entspannt.	1	2	3	4	5	6
18. Ich verändere mich in Abhängigkeit von den Leuten, mit denen ich zusammen bin, damit sie mich mögen oder anerkennen.	1	2	3	4	5	6
19. Ich fühle mich verbunden mit anderen Menschen.	1	2	3	4	5	6
20. Wenn es Probleme gibt, tue ich mein Bestes, um sie selbst zu lösen.	1	2	3	4	5	6
21. Ich zwinge mich nicht dazu, routinemäßige oder langweilige Aufgaben zu erledigen.	1	2	3	4	5	6
22. Wenn ich nicht für mich kämpfe, werde ich missbraucht oder vernachlässigt.	1	2	3	4	5	6
23. Wer sich hänseln lässt, ist ein Versager.	1	2	3	4	5	6
24. Ich greife andere körperlich an, wenn ich wütend auf sie bin.	1	2	3	4	5	6
25. Wenn ich erst mal wütend bin, kann ich mich nicht mehr kontrollieren und verliere die Beherrschung.	1	2	3	4	5	6
26. Es ist wichtig für mich, die „Nummer Eins" zu sein (z.B. die/der Beliebteste, Erfolgreichste, Reichste, Mächtigste).	1	2	3	4	5	6
27. Ich bin leidenschaftslos.	1	2	3	4	5	6
27. Ich bin leidenschaftslos.	1	2	3	4	5	6
28. Ich kann Probleme rational lösen, ohne von meinen Gefühlen überwältigt zu werden.	1	2	3	4	5	6
29. Ich begnüge mich nicht mit dem Zweitbesten.	1	2	3	4	5	6

Schemamodus Inventar (SMI-1)[3] 3/8

Im Allgemeinen ...	Nie oder fast nie	Selten	Gelegentlich	Öfters	Meistens	Immer
30. Angriff ist die beste Verteidigung.	1	2	3	4	5	6
31. Ich fühle mich kalt gegenüber anderen Menschen.	1	2	3	4	5	6
32. Ich fühle mich abgekoppelt (nicht im Kontakt mit mir selbst, meinen Gefühlen oder anderen Menschen).	1	2	3	4	5	6
33. Ich folge meinen Gefühlen blindlings.	1	2	3	4	5	6
34. Ich bin verzweifelt.	1	2	3	4	5	6
35. Ich lasse es zu, dass andere mich kritisieren oder herabsetzen.	1	2	3	4	5	6
36. In Beziehungen lasse ich die andere Person die Oberhand haben.	1	2	3	4	5	6
37. Ich fühle mich anderen Menschen gegenüber distanziert.	1	2	3	4	5	6
38. Ich denke nicht nach über das, was ich sage, und bringe mich damit selbst in Schwierigkeiten oder verletze andere.	1	2	3	4	5	6
39. Ich arbeite viel oder treibe intensiv Sport, um nicht über unangenehme Dinge nachdenken zu müssen.	1	2	3	4	5	6
40. Ich bin böse, weil andere versuchen, mir meine Freiheit oder Unabhängigkeit zu nehmen.	1	2	3	4	5	6
41. Ich fühle nichts.	1	2	3	4	5	6
42. Ich tue, was ich will, ungeachtet der Bedürfnisse and Gefühle anderer Menschen.	1	2	3	4	5	6
43. Ich gebe mir selbst keine Gelegenheit zu entspannen oder Spaß zu haben, bevor ich nicht alles erledigt habe, was ich tun muss.	1	2	3	4	5	6
44. Ich schmeiße mit Gegenständen, wenn ich wütend bin.	1	2	3	4	5	6
45. Ich bin wütend auf jemanden.	1	2	3	4	5	6
46. Ich fühle, dass ich zu anderen Menschen dazugehöre.	1	2	3	4	5	6

Schemamodus Inventar (SMI-1)[3] 4/8

Im Allgemeinen …	Nie oder fast nie	Selten	Gelegentlich	Öfters	Meistens	Immer
47. Ich habe viel aufgestaute Wut in mir, die heraus muss.	1	2	3	4	5	6
48. Ich fühle mich einsam.	1	2	3	4	5	6
49. Ich mache gern etwas Aufregendes oder Beruhigendes, um meine Gefühle zu vermeiden (z. B. Essen, Sex, Ausgehen, Fernsehen, Shoppen gehen).	1	2	3	4	5	6
50. Gleichwertigkeit existiert nicht, deshalb ist es am besten, über anderen zu stehen.	1	2	3	4	5	6
51. Wenn ich wütend bin, verliere ich die Selbstkontrolle und bedrohe andere.	1	2	3	4	5	6
52. Ich lasse anderen Leuten ihren Willen, anstatt meine eigenen Bedürfnisse auszudrücken.	1	2	3	4	5	6
53. Wer nicht für mich ist, ist gegen mich.	1	2	3	4	5	6
54. Um weniger von unangenehmen Gedanken oder Gefühlen belastet zu werden, sorge ich dafür, dass ich immer beschäftigt bin.	1	2	3	4	5	6
55. Ich bin ein schlechter Mensch, wenn ich auf andere wütend werde.	1	2	3	4	5	6
56. Ich möchte mich nicht auf andere Menschen einlassen.	1	2	3	4	5	6
57. Ich finde, dass ich genügend Stabilität und Sicherheit in meinem Leben habe.	1	2	3	4	5	6
58. Ich weiß, wann ich meine Gefühle äußern sollte und wann nicht.	1	2	3	4	5	6
59. Ich bin wütend auf jemanden, weil er nicht für mich da war oder mich verlassen hat.	1	2	3	4	5	6
60. Ich fühle mich nicht verbunden mit anderen Menschen.	1	2	3	4	5	6
61. Ich kann mich nicht überwinden, unangenehme Dinge zu tun, auch wenn ich weiß, dass es zu meinem Besten wäre.	1	2	3	4	5	6
62. Ich verletze Regeln und bereue es hinterher.	1	2	3	4	5	6

Schemamodus Inventar (SMI-1)[3] — 5/8

Im Allgemeinen ...	Nie oder fast nie	Selten	Gelegentlich	Öfters	Meistens	Immer
63. Ich fühle mich erniedrigt.	1	2	3	4	5	6
64. Ich vertraue den meisten anderen Menschen.	1	2	3	4	5	6
65. Ich handle und denke erst hinterher darüber nach.	1	2	3	4	5	6
66. Mir wird leicht langweilig und ich verliere schnell das Interesse an den Dingen.	1	2	3	4	5	6
67. Selbst wenn ich Menschen um mich habe, fühle ich mich einsam.	1	2	3	4	5	6
68. Weil ich schlecht bin, gestehe ich es mir nicht zu, angenehme Dinge zu tun wie andere Menschen auch.	1	2	3	4	5	6
69. Ich setze mich ein für das, was ich will, ohne dabei zu übertreiben.	1	2	3	4	5	6
70. Ich fühle mich besonders und besser als die meisten anderen Menschen.	1	2	3	4	5	6
71. Mir ist alles egal; es gibt nichts, was mir wichtig ist.	1	2	3	4	5	6
72. Es macht mich wütend, wenn mir jemand erzählt, wie ich mich fühlen oder verhalten sollte.	1	2	3	4	5	6
73. Wenn man andere nicht beherrscht, dann wird man beherrscht.	1	2	3	4	5	6
74. Ich sage, was ich fühle, oder tue Dinge impulsiv, ohne über die Folgen nachzudenken.	1	2	3	4	5	6
75. Ich würde anderen gern die Meinung sagen für die Art und Weise, wie sie mich behandelt haben.	1	2	3	4	5	6
76. Ich bin in der Lage, für mich selbst zu sorgen.	1	2	3	4	5	6
77. Ich bin ziemlich kritisch anderen Menschen gegenüber.	1	2	3	4	5	6
78. Ich stehe dauernd unter dem Druck, Dinge zu leisten oder zu erreichen.	1	2	3	4	5	6
79. Ich versuche keine Fehler zu machen; ansonsten mache ich mich dafür runter.	1	2	3	4	5	6

Schemamodus Inventar (SMI-1)[3] 6/8

Im Allgemeinen ...	Nie oder fast nie	Selten	Gelegentlich	Öfters	Meistens	Immer
80. Ich verdiene es, bestraft zu werden.	1	2	3	4	5	6
81. Ich kann lernen, mich entwickeln und mich verändern.	1	2	3	4	5	6
82. Ich will mich von Gedanken und Gefühlen ablenken, die mich durcheinanderbringen.	1	2	3	4	5	6
83. Ich bin wütend auf mich.	1	2	3	4	5	6
84. Ich fühle mich hohl.	1	2	3	4	5	6
85. Ich muss die/der Beste sein in dem, was ich tue.	1	2	3	4	5	6
86. Ich opfere Vergnügen, Gesundheit oder Glück, um meine eigenen Ansprüche zu erfüllen.	1	2	3	4	5	6
87. Ich bin anderen gegenüber anspruchsvoll.	1	2	3	4	5	6
88. Wenn ich wütend werde, kann die Situation so entgleisen, dass es Verletzte gibt.	1	2	3	4	5	6
89. Ich bin unantastbar.	1	2	3	4	5	6
90. Ich bin ein schlechter Mensch.	1	2	3	4	5	6
91. Ich fühle mich sicher.	1	2	3	4	5	6
92. Ich fühle mich gehört, verstanden und unterstützt.	1	2	3	4	5	6
93. Es ist mir unmöglich, meine Impulse zu kontrollieren.	1	2	3	4	5	6
94. Wenn ich wütend bin, mache ich Dinge kaputt.	1	2	3	4	5	6
95. Wenn man andere beherrscht, kann einem nichts passieren.	1	2	3	4	5	6
96. Ich bleibe passiv, selbst wenn ich mit etwas nicht einverstanden bin.	1	2	3	4	5	6
97. Meine Wut gerät außer Kontrolle.	1	2	3	4	5	6
98. Ich schikaniere andere.	1	2	3	4	5	6
99. Ich würde gern jemandem wehtun für das, was sie/er mir angetan hat.	1	2	3	4	5	6

Im Allgemeinen ...	Nie oder fast nie	Selten	Gelegentlich	Öfters	Meistens	Immer
100. Ich weiß, dass es eine „gute" und eine „schlechte" Art gibt, Dinge zu tun; ich gebe mir große Mühe, alles richtig zu machen, sonst fange ich an, mich selbst zu kritisieren.	1	2	3	4	5	6
101. Ich fühle mich oft allein auf der Welt.	1	2	3	4	5	6
102. Ich fühle mich schwach und hilflos.	1	2	3	4	5	6
103. Ich bin faul.	1	2	3	4	5	6
104. Es ist klug, alles zu akzeptieren von den Menschen, die mir wichtig sind.	1	2	3	4	5	6
105. Ich wurde betrogen oder unehrlich behandelt.	1	2	3	4	5	6
106. Ich fühle mich ausgeschlossen.	1	2	3	4	5	6
107. Ich setze andere herab.	1	2	3	4	5	6
108. Ich bin optimistisch.	1	2	3	4	5	6
109. Ich habe das Gefühl, dass ich mich nicht an die gleichen Regeln halten muss wie andere.	1	2	3	4	5	6
110. Ich zwinge mich, verantwortungsbewusster zu sein als die meisten anderen Menschen.	1	2	3	4	5	6
111. Ich kann für mich selbst einstehen, wenn ich das Gefühl habe, zu Unrecht kritisiert, missbraucht oder ausgenutzt zu werden.	1	2	3	4	5	6
112. Ich verdiene kein Mitleid, wenn mir etwas Schlimmes passiert.	1	2	3	4	5	6
113. Ich habe das Gefühl, dass mich niemand liebt.	1	2	3	4	5	6
114. Ich fühle, dass ich von Natur aus ein guter Mensch bin.	1	2	3	4	5	6
115. Wenn es nötig ist, mache ich langweilige oder routinemäßige Aufgaben fertig, um Dinge zu erreichen, die mir wichtig sind.	1	2	3	4	5	6
116. Ich bin spontan und verspielt.	1	2	3	4	5	6

Schemamodus Inventar (SMI-1)[3] 8/8

Im Allgemeinen ...	Nie oder fast nie	Selten	Gelegentlich	Öfters	Meistens	Immer
117. Ich kann so wütend werden, dass ich imstande wäre, jemanden umzubringen.	1	2	3	4	5	6
118. Ich habe ein gutes Bild davon, wer ich bin und was ich brauche, um glücklich zu sein.	1	2	3	4	5	6

Skalenzuordnung SMI

1. Verletzter Kindmodus (n = 10): Items 4, 6, 34, 48, 63, 67, 101, 102, 106, 113.
2. Ärgerlicher Kindmodus (n = 10): Items 22, 40, 45, 47, 53, 59, 72, 75, 99, 105.
3. Wütender Kindmodus (n = 9): Items 14, 24, 25, 44, 51, 88, 94, 97, 117.
4. Impulsiver Kindmodus (n = 8): Items 12, 15, 33, 38, 62, 65, 74, 93.
5. Undisziplinierter Kindmodus (n = 5): Items 13, 21, 61, 66, 103.
6. Glücklicher Kindmodus (n = 10): Items 2, 17, 19, 46, 57, 64, 91, 92, 108, 116.
7. Unterwerfungsmodus (n = 7): Items 8, 18, 35, 36, 52, 96, 104.
8. Distanzierter Beschützermodus (n = 9): Items 27, 31, 32, 37, 41, 56, 60, 71, 84.
9. Distanzierte Selbsttröstung (n = 4): Items 39, 49, 54, 82.
10. Narzisstische Selbstüberhöhung (n = 10): Items 10, 11, 26, 29, 42, 70, 77, 85, 87, 109.
11. Schikane und Angriff (n = 9): Items 1, 23, 30, 50, 73, 89, 95, 98, 107.
12. Strafender Elternmodus (n = 10): Items 3, 5, 9, 16, 55, 68, 80, 83, 90, 112.
13. Fordernder Elternmodus (n = 7): Items 7, 43, 78, 79, 86, 100, 110.
14. Gesunder Erwachsenenmodus (n = 10): Items 20, 28, 58, 69, 76, 81, 111, 114, 115, 118.

Schematherapie: Überblick über die Behandlung

1. **Diagnostik und Erstellen des Modusmodells**
   Das Modusmodell beinhaltet alle Symptome, Probleme und störungsrelevanten interpersonellen Auffälligkeiten des Patienten. Diese werden anhand ihrer Funktionalität den verschiedenen Modi zugeordnet (intensive Gefühle → dysfunktionale Kindmodi; Selbsthass und Druck auf sich selbst → dysfunktionale Elternmodi; Vermeidung und Coping → dysfunktionale Bewältigungsmodi).

2. **Arbeit mit Bewältigungsmodi**
   Diese Modi werden identifiziert, benannt, validiert, ihre Entstehung exploriert, Pro und Contra besprochen. In der Therapie (und später im Leben des Patienten) sollten diese Modi schrittweise reduziert werden, um korrektive emotionale und Beziehungserfahrungen zu ermöglichen.

3. **Arbeit mit vulnerablen Kindmodi**
   Wenn ein Zugang zu negativen Gefühlen möglich ist, steht die direkte emotionsfokussierte Arbeit mit diesen Gefühlen im Vordergrund. Die wichtigste Technik dafür ist das imaginative Überschreiben (siehe Karte).

4. **Arbeit mit dysfunktionalen Elternmodi**
   Nach der Stärkung der Kindmodi ist es möglich, sich in der Therapie mit dysfunktionalen Elternmodi auseinanderzusetzen und diese zu begrenzen. Sehr schädliche Elternmodi sollen soweit als möglich aus dem psychischen System des Patienten entfernt und ihr Einfluss reduziert werden.

5. **Aufbau eines gesunden Lebens**
   Mit dem Fortschreiten der Therapie tritt der Transfer des Gelernten in den Alltag der Patientin in den Vordergrund. Die Patientin wird darin unterstützt, in ihrem Leben gesunde Beziehungen aufzubauen und aufrechtzuerhalten und selbstschädig

Überblick: Imaginatives Überschreiben

1. **Entspannungsinstruktion.**

2. **Imagination einer aktuell emotional belastenden Situation, Vertiefung der Gefühle.**
   → Erfrage Gefühle, schlage Gefühle vor, erfrage Körpergefühl CAVE: Bei Dissoziation einen Schritt zurückgehen, bis kurz vor den Moment, zu dem Dissoziation eintrat; von dort mit etwas weniger belastendem Vorgehen weitermachen.

3. **„Affektbrücke" zu einer Kindheitserinnerung.**
   → „Löschen Sie die aktuelle Situation, bleiben Sie bei den Gefühlen, gehen Sie in Ihre Kindheit"; Patienten Zeit lassen, auf imaginativen Prozess fokussieren. CAVE: Bei „unpassendem" Bild an Kompensation denken; gegebenenfalls mentales Bild ändern lassen, Kompensation reduzieren, bis Emotionen auftreten.

4. **Imagination der Kindheitserinnerung, Vertiefung der Gefühle und Bedürfnisse.**
   CAVE: Nicht zu lange prozessieren; es ist ausreichend, wenn die Gefühle deutlich spürbar sind.

5. **Einführung einer Hilfsperson.**
   → Patient als Erwachsener, Hilfsperson, Therapeut selbst, je nach Ich-Stärke des Patienten.

6. **Überschreiben der Situation: Die Hilfsperson sorgt für Sicherheit und erfüllt die Bedürfnisse des Kindes.**
   → Alle Mittel sind erlaubt, die Hilfsperson muss siegen!
   → Gegebenenfalls den Prozess aktiv steuern, insbesondere bei Patienten mit schwachem gesunden Erwachsenenmodus. CAVE: Primäre Bedürfnisse befriedigen, keine kompensatorischen Fantasien fördern.

7. **Vertiefung der Gefühle von Sicherheit und Bindung.**
   → Gegebenenfalls Verwendung von Ankern.

8. **Abschluss der Übung, Reflexion, gegebenenfalls Hausaufgaben.**